謝謝你在我們心裡

器官受贈者的暖心奮鬥，與器官勸募的強力呼喚。

臺北市博仁綜合醫院心臟血管外科主任
蘇上豪 著

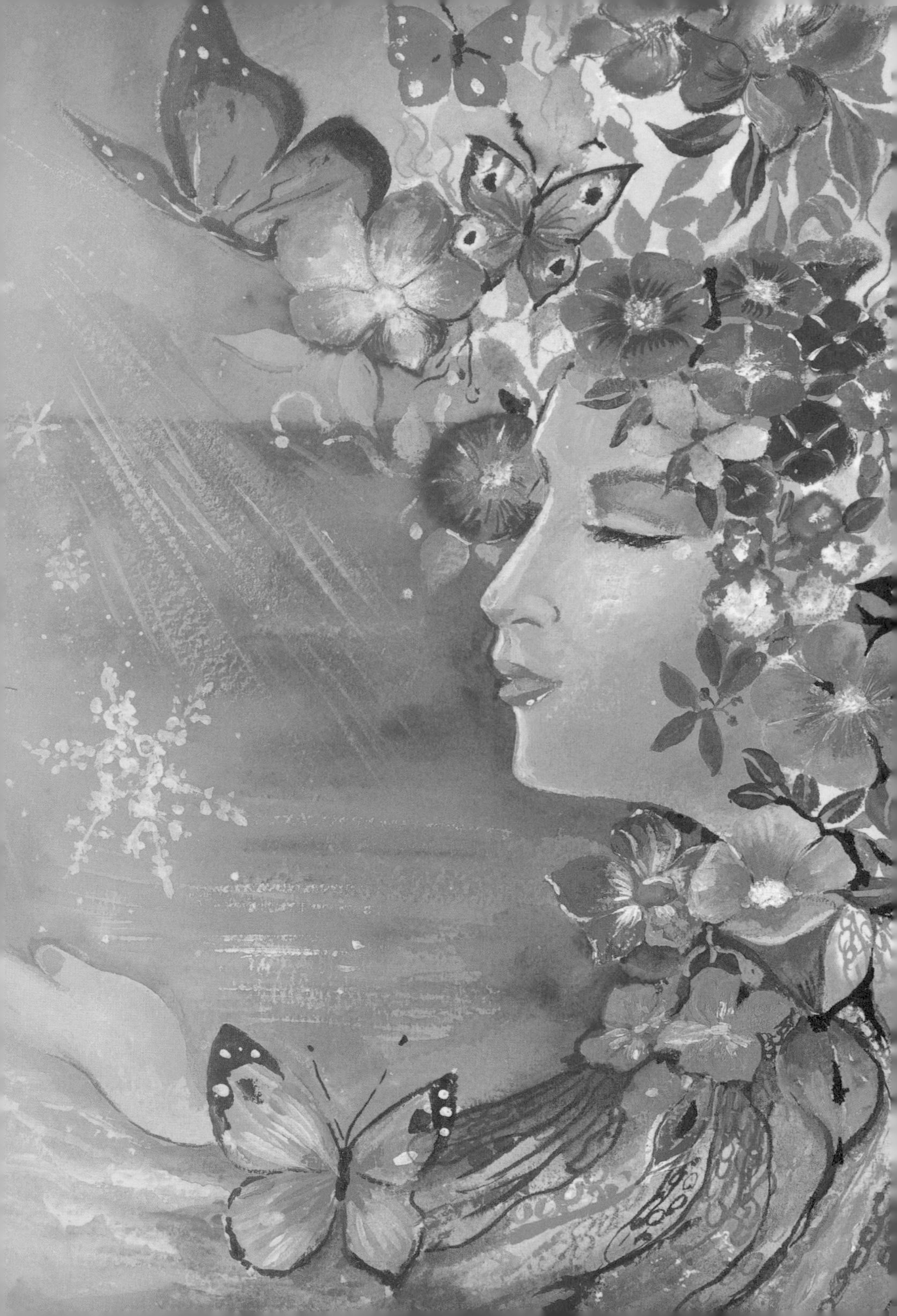

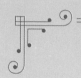

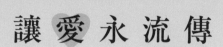

讓愛永流傳

沒有試煉，永遠不知道生命的潛力有多深；
沒有重擔，永遠不知道生命的耐力有多大；
沒有痛苦，永遠不知道生命的韌性有多強。
萬事互相效力，讓心中有愛得益處，
生命中有愛，所以充滿平安喜樂！

宇宙充滿愛的能量，除了無形的力量之外，
心中期許若有一天，生命的靈離開肉體，
能繼續把心中的那份力量，遺留人間。
讓愛永流傳……

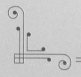

貓頭鷹油畫工作室負責人／鈕因芳繪製

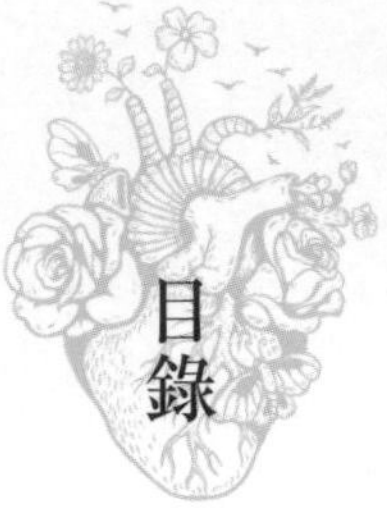

目錄

第三部　未完．待續

第一章　開另一扇窗

名人推薦

（按姓名筆劃排列）

1. 泰式料理主廚／于美芮
2. 緯來體育台台長／文大培
3. 牛氏企業（西華鍋具）總經理／牛其增
4. 典選音樂事業股份有限公司負責人／王方谷
5. 文化部影視及流行音樂發展司副司長／王志錚
6. 生機飲食專家／王明勇
7. 政治大學歷史系名譽教授／王壽南
8. 台客電力公司樂團
9. 寶樺補教中心負責人／任中平
10. 國際廣告企業有限公司副總經理／成芋漩
11. 台灣音樂文化國際交流協會理事長、伍佰 &China Blue 團長／朱劍輝
12. 中央廣播電台記者／江昭倫
13. 台北市公共汽車客運商業同業公會理事長／余偉斌

14. 政治評論家／余莓莓
15. 台灣營養基金會執行長／吳映蓉
16. 中美文化經濟協會副秘書長／吳培德
17. 作家／吳涵碧
18. 拒絕聯考的小子、芬蘭驚艷作者／吳祥輝
19. 台北市立聯合醫院中興院區 感染科主任／呂嘉峰
20. 營養師／宋明樺
21. 國安局駐法代表、國安特勤評論員／李天鐸
22. 88BALAZ 樂團主唱木吉他、野球乾一杯網路節目主持／李奇明
23. 國際視覺藝術家、策展人／李明道
24. 財經專家／汪潔民
25. 男子漢樂團
26. 前金門酒廠總經理／車正國
27. 台灣高等檢察署檢察官／周士榆
28. 台北市將軍之友會理事長／周榕
29. 著名散文作家、吳三連文藝獎得主／林文義
30. 雅方食品董事長／林正明
31. 民俗專家／林正義

32. 博仁綜合醫院身心醫學科主任／林宏川
33. 中華酒類交流協會副理事長／林忠勝
34. 民康牙醫診所院長／林明毅
35. 雋詠禮儀股份有限公司 執行長／林冠宏
36. 永康街高記食品有限公司 執行副總／林維誠
37. 中華民國外傷性腦損傷照顧者關懷協會理事長／林燕雪
38. 電視節目製作人、作家／武曉蓉
39. 作家／祁立峰
40. 前立法委員／姚文智
41. TAVAH 台灣血管通路健康協會理事長／柯博仁醫師
42. 台北市立聯合醫院忠孝院區／副院長 洪士奇
43. 新光醫院心臟科醫師／洪惠風
44. 金曲獎及金鐘獎得主、作家／流氓阿德
45. 國立中央大學中文系助理教授／胡川安
46. 品酒網總經理／唐天偉
47. 永達保險經紀人 業務區經理／唐青萍
48. 金鐘獎導演／唐振瑜
49. 前監察院副院長／孫大川

50. 權佳實業股份有限公司董事長／殷清標
51. 中研院台史所／翁佳音
52. 吉力文化有限公司總經理、南迴醫院董事、六次金鐘獎得主／袁永興
53. 國軍松山醫院院長／高中錚醫師
54. 高逸工程董事長／高樹榮
55. 博仁綜合醫院副院長／康志森
56. 東海大學財務金融學系教授／張永和
57. 台灣速食餐飲協會創會理事長／張廷章
58. 資深媒體人／張怡文
59. 名電視主持人／張啟楷
60. 冬季棒球聯盟理事長、前中華職業棒球聯盟秘書長／梁功斌
61. 國立國父紀念館館長／梁永斐
62. 健康 2.0 製作人 許以文
63. 技嘉教育基金會特助／許戎得
64. 中國醫藥大學安南醫院副院長／許秉毅
65. 台灣之聲網路電台負責人／許榮棋
66. 自由作家／郭本城
67. 北投老爺酒店主廚／陳之穎

68. 新竹勝安宮總幹事／陳成勳
69. 中國醫藥大學安南醫院 外科部主任兼心臟血管外科主任／陳偉華
70. 港都983電台DJ、17直播節目主持／陳圓圓
71. 前馬偕專校校長、馬偕醫學院教授／陳漢湘醫師
72. News 98財經起床號主持人／陳鳳馨
73. 台北市中醫師公會名譽理事／陳潮宗
74. 基隆長庚醫院手術室護理師／陳麗華
75. 前國立臺灣大學新聞研究所所長／彭文正
76. 方程開發建設股份有限公司董事長／曾文瑛
77. 棒球知名球評、作家／曾文誠
78. 健康2.0資深記者／曾金月
79. 前台北市南港扶輪社社長／曾國峰
80. 頑石文創開發顧問公司創辦人暨創意總監／程湘如
81. 貓頭鷹油畫工作室負責人／鈕因芳
82. 作家／馮光遠
83. 振興醫療財團法人振興醫院 心臟醫學中心物理治療長／黃心怡
84. 高公局第一興建工程處 副處長／黃承郎
85. 惠亞工程股份有限公司董事長／黃建德

86. 客語創作歌手、電視劇演員、台北文化獎得主／黃連煜
87. 連大立菸酒股份有限公司執行長／黃腕真
88. 健康有方主持人／楊月娥
89. 當代雕塑藝術家／楊柏林
90. 三軍總醫院北投分院院長／楊斯年醫師
91. 大地技師／楊懋崧
92. 百官爵廣告有限公司總經理／葉偉峯
93. 台北市文化獎及金曲獎得獎／董事長樂團
94. 華影國際電影製片、監製／鄒介中
95. 中醫師／鄒瑋倫
96. PanSci 泛科學總編輯／雷雅淇
97. 中華民國棒球協會副理事長、行政院體發會職棒發展小組召集人／趙士強
98. 東森鼎豐人身保險代理人股份有限公司 總經理／趙曉青
99. 陽明醫學院助理教授／劉文勝醫師
100. 台灣長照醫學會理事長 中華民國肥胖症專科醫師／劉伯恩
101. 旅美MLB紅襪隊球員、二〇一九亞洲棒球錦標賽MVP／劉致榮
102. 亞大附醫外科部副主任兼心臟血管外科主任／劉殷佐
103. 軍醫局副局長、台灣胸腔及心臟血管外科學會理事長／蔡建松醫師

104. 綠廣興業有限公司負責人／蔡遠崙
105. 博宇法律事務所負責人／蔡慶文律師
106. 泛科知識公司知識長／鄭國威
107. 健康2.0主持人、主播／鄭凱云
108. 聯發國際餐飲集團董事長／鄭凱隆
109. 國立教育廣播電臺 教育大不同節目主持人／蕭靜雯
110. 前台灣教師聯盟理事長／蕭曉玲
111. 舜堂酒業總經理（前台酒總經理）／賴舜堂
112. 宇生生醫董事長／賴錦龍
113. 前法院庭長／薛松雨律師
114. 歷史作家／謝金魚
115. 廣播主持人、政治評論員／鍾年晃
116. 廣播主持人／簡余晏
117. 中華產經文教科技交流協會理事長／簡漢生
118. 方寸文創總編輯／顏少鵬
119. 台灣樹木保護協會理事長／魏苿蒼

推薦序一

以輕鬆的方式理解器官捐贈與移植

江仰仁／財團法人器官捐贈移植登錄中心 執行長
林口長庚醫院移植中心 副主任

一年半前我還不認識蘇醫師，真的！

第一次知道蘇醫師這位「柯黑」是二〇一八年的秋天，葛特曼事件，而我這從事器官捐贈移植工作近三十年，始終只想低調過生活的第一線小醫生也因職務關係被似有若無的捲了進去……

我的第一個頭銜與柯市長完全相關，更確切的說是「拜柯市長所賜」。二〇一一年八月發生台大愛滋病器官移植事件，導致「財團法人器官捐贈移植登錄中心」人事大地震，當時的衛生署邱文達署長要求成大的李伯璋教授出任董事長，我因此進入登錄中心，也因此認識蘇醫師書中三位換心人中的兩位——姜大哥與金祥大哥，特別是後者。在接下為本書寫序的重任時正巧董事會任期屆滿，理論上我應同步卸任，所以還為了是否在推薦序中使用「執行長」這個職稱跟金祥討論了一下，還好後來因為一些其他因素，讓我可以名正言順的掛這個頭銜寫這篇序文。姜大哥與金祥大哥兩位都是登錄中心的長期志工，姜大哥多年來為捐贈者家屬車禍事件的鑑定與法律方面提供寶貴的專業經驗與實質幫助，而金祥大哥更是每次家屬關懷活動，器捐宣導活動必到，義務擔任我們的照相志工，我正好趁此機會對二位鄭重致謝。

二〇一八年秋天的葛特曼事件鬧得台灣沸沸揚揚，我因而有幸拜讀了多篇蘇醫師在網路上寫的文章，也寫了一兩篇文章表達了個人的看法。或許其中某些觀點與蘇醫師略有出入吧？蘇醫師透過金祥大哥跟我交換了一些意見，儘管彼此或許都沒有接受對方的看法，醫生嘛，這一點都不奇怪，但我是在那時候才知道金祥大哥與蘇醫師極熟，也因而多少知道了蘇醫師這個出書計畫。

器官捐贈與移植的流程很繁瑣，我在總醫師時期曾經整理了一份講義，三十年過去了，我們的總醫師仍「奉為圭臬」。並不是個人多有權威，而是想到要重整就頭疼，歷年的總醫師只願意在原講義上加註，而沒有勇氣重新整理。光從這點就讓我夠佩服蘇醫師了！竟然有人想出一本書，把這些繁瑣的流程解釋給一般讀者聽懂？這應該是頭殼歹去吧？因為金祥的交代，我每個章節都仔細閱讀過，其中縱有部分流程與個人經驗有異，但我相信應該是林口長庚與蘇醫師受訓的振興移植中心習慣之差，並無孰對孰錯。

蘇醫師大作中個人認為除了腦死，心臟停止後捐贈的流程與法律描述之外，最值得用心研讀的章節在死刑犯器官捐贈的部分。研讀之餘，或許，如蘇醫師言，讀者還可以多多請教谷歌大神這方面相關的倫理議題，所謂「延伸閱讀」吧？相信您會對嚴肅的器官捐贈移植倫理有更深一層的理解，也多少可以同情我們這群人甘冒大不諱與贊成死刑犯器官捐贈的老師們站在不同立場的苦心。

不管對誰，捐贈者家屬、醫護團隊、受贈者與器官捐贈都是一條吃力不討好的漫漫長路。二〇一一年個人之所以答應李教授接下執行長這個職務也是使命感加上一時的衝動使然，倏忽八年，很慶幸自己能跟多少可敬可愛的捐贈者家屬建立了深厚的友誼。大約四年前吧，我們大膽嘗試讓器官受贈者與捐贈者家屬交朋友，竟然發現雙方都有極大的感動，效果遠超預期。姜大哥、金祥大哥就是在這個狀況下認識的，這讓個人深刻體會器官捐贈的宣導永遠可以有新的嘗試，也沒有停止的一天，更深刻體會政府在這方面的用心不足與思想保守！也正因此，當金祥大哥告知我蘇醫師的計畫，希望我寫兩個字幫蘇醫師打氣時，我當然義不容辭。金祥大哥說蘇醫師寫這本書的目的是希望以輕鬆的方式給讀者理解器官捐贈與移植。單以「文字」而言，我想蘇醫師已圓滿達成任務，而如以「精神」而言，移植倫理一直是醫學領域最嚴肅的一個區塊，我相信您必須多少用些心「研」讀，越用心，收穫就越多，如果因而有所感，願意加入我們推廣器官捐贈的行列，那更無限感激。

衷心推薦。

推薦序二

成就大愛的風範

鍾年晃／廣播主持人、政治評論員

台灣人向來為善不落人後，各種天災人禍發生後，都可以見到國人踴躍捐款。錢財乃身外之物，再賺就有，然而身受傳統儒教「身體髮膚受之父母，不敢毀傷，孝之始也」精神影響的台灣人，對大去之後「保留全屍」卻有著根深柢固，難以割捨的堅持。也正因為這個因素，使得長年來默默推動器官捐贈的志工們遭遇不少阻擾。

蘇上豪醫師是一位優秀的心臟外科醫師，然而他不只是在白色巨塔內表現優異，更積極走入社會，多年來致力推動器官捐贈不遺餘力。和蘇醫師相識機緣巧合，還記得二〇一八年九合一選舉前夕，美國作家葛特曼出版新書，書中提及台北市長候選人柯文哲可能知悉中國多年來進行活體器官摘除等不人道行為。

蘇上豪醫師隨即在個人臉書以他的專業分析器官移植的適法性及面對的道德和醫學

倫理爭議。筆者當時正在華視主持「on line 鍾點讚」政論節目，曾數度邀請蘇醫師在節目中討論相關議題。

這原本只是一位長年關心台灣器官移植現況的專業人士就事論事的討論，但是因為選舉的複雜因素，使蘇醫師個人和他服務的醫院，在當時遭受不少不理性的謾罵。

本書從作者多年執業經驗切入，深入淺出探討台灣目前器官移植法律不足之處，其中牽涉到的法律、醫學倫理與執行實務面，都有非常精彩的討論與高見。尤其是判定過程充滿爭議的腦死與無心跳器捐，作者都以真實故事詳實點出應興應革之處，可作為政策制定者將來修改制度的參考。

書中第二部份以接受捐贈者親身經歷現身說法，描繪他們原本完全正常的生活，卻因為突如其來的疾病而改變人生，從接受急救、了解病情、絕望交代遺言，到最後得到器官捐贈展開新生的心路歷程。使讀者了解原來臭皮囊下的器官，可以改變一個或數個家庭未來數十年的人生，更加突顯器捐的大愛與意義。

圖博（西藏）地區有「天葬」的習俗，人往生之後以簡單的白布包裹，運送至天葬台，然後由天葬師操刀支解大體，交由附近的禿鷹（圖博人認為那是空行母的化身）食用。這種外人看似殘酷的儀式，卻是篤信佛教的圖博人，身體力行佛經「割肉餵鷹」的偉大情操。

每個人的身體都有使用期限，只是我們無法確切得知效期。大自然也有固定循環，不停地以不同型態轉換資源，一個生命的消失，經常是另一個生命新生的開始。看完這本書，相信你對器官捐贈一定會有不同以往的看法。

推薦序三

同體大愛，生命無限

魏崢／振興醫療財團法人振興醫院院長

台灣目前器官移植的醫療水準，除了領先亞洲地區外，已經和歐美國家不分軒輊，並駕齊驅。不過它並非一蹴可幾，而是篳路藍縷的路。

回想我一九八二年自美國哥倫比亞大學取得博士學位，並修習心臟移植的技術回國，躬逢其盛的遇到台灣器官移植的草創時期，除了自己從事豬隻心臟移植成功，一九八八年時任衛生署署長的施純仁老師立法通過器官捐贈與移植條例，我們團隊進而得以完成台灣首例長期成功存活的心臟移植手術。一路走來，我親自見證了由長庚醫院與董氏基金會領軍，結合社會公益團體如器官捐贈協會與各大宗教團體，共同努力推動的全民器官捐贈宣導，以及後來為了器官公平分配而成立的「財團法人器官捐贈移植登錄中心」，各個團體與機構一步一腳印的投入；加上各醫學中心的前輩與同道兢兢業業的努力，才締造了今天令人驕傲的成果。

回顧這超過三十年的歲月，雖然本人所率領的心臟醫學團隊忝為華人世界中「心臟移植例數與存活率」名列前茅的單位，但心中並未因此自滿，甚至可以說還帶著一個缺憾，那就是台灣器官捐贈的數目，仍遠不能滿足那些等待器官移植的病人所需。

目前台灣器官捐贈的方式是所謂的「知情同意（Option-in or informed consent）」，亦即經當事人生前選擇同意或在意外發生後委由家屬簽署同意。經過多年的努力，現在每年每百萬人，一直無法超過十人以上捐贈器官的數目，和同樣實施「知情同意」的國家，例如美國及英國（每年每百萬人口約二十人）相比，仍然有一段不小的差距，代表有一大段待努力的空間；尤其若是跟實施「預設默許（Option-out or presumed consent）」法令（亦即在生前若沒有表示不同意，就等於是同意捐贈）的國家來比較，我們國家的器官捐贈率更是遙遙落後。

也許有些人對推動「預設默許」制度的可行性抱持懷疑，其實採取這種立法的國家，如西班牙，葡萄牙、義大利……等，並不是強制要求家屬捐贈，而是摘取器官前仍會經過家屬的同意。其立法的主要精神在於鼓勵每個人，在生前即做出是否捐贈器官的表示，這樣在意外發生的時候，可以讓家屬得以爲死者完成大愛心願，大大地增加捐贈率。

所以當我的學生蘇上豪醫師，拿著他為器官勸募而寫的新書，來請我寫推薦序時，拜讀之後，欣喜之情自然不在話下。

這本書分為兩個部分：第一部分是解說器官捐贈與移植的法令規章，讓讀者了解，任何器官捐贈移植都有政府明訂的法律在嚴格監督，不可能有活摘器官與販賣的情況；另外，他還提到有關器官移植之後，患者可能面臨的狀況，它並非都像是有完美結局的電影，過程中仍然有許多「不足為外人道矣」的心路歷程。

第二部份則是敘述三位換心人的故事。從他們發病之後、等待換心的期間，以及心臟移植後的所有歷程，讓讀者可以了解病患等待器官捐贈的煎熬，和從疾病康復的艱辛歷程。

看到三位病患完整的故事，雖然很自豪我率領的團隊能把他們照顧的那麼好，但這卻是我第一次那麼深入的了解到病患們旺盛的求生意志與日後奉獻社會的精神，也深刻地體會到自己的醫術和病患們堅毅不拔的努力相比，自己應該感到無比的謙卑。

期待本書的出版，可以引起社會各界對這個醫療困境的注意，並喚醒大眾的慈悲同理之心，讓台灣器官勸募的成績趕上歐美國家，畢竟當自己有限的生命走到盡頭，如果器官還能在他人身上存續，那麼死亡就不再是生命的結束，而是生命價值的延續，大愛精神的展現，圓滿價值的完成。

謹以此序勉勵上豪，在器官移植的路上繼續奉獻奮鬥，也衷心期盼，日後不論在器官捐贈或器官移植，我們都能夠提升到更完美的境界，這才是全民之福。

作者序

我們都需要勇氣

二〇一九年十一月，我們高中同學在杉林溪辦了兩天一夜的聚會，這是自一九八五畢業之後，所辦理的第三次有過夜的班遊。

第一天下午抵達杉林溪，大伙兒一起健走，除了欣賞那裡山林野趣，也一起合影，時光彷彿回到高中時代，心態上變年輕了，那種近乎赤子之心的笑聲一陣陣傳了出來，往時的回憶又不斷浮上心頭。

晚餐之後梳洗完畢，大家都到了主辦人梁永漢的寢室聚會，每個人都帶著自己準備的零食及酒品飲料等，在那裡辦起了Party，如同高中時期參加的救國團活動的「星光夜語」，交心、無所不談的情節又再度上演。

大伙兒你一言，我一語，不管是回憶高中時期的糗事，抑或是談到自己的近況，好像是一家人的樣子、好不快活，而在酒酣耳熱之際，被大家圍住的梁永漢忽然站起來，很感性地對著我說：

「在這裡我要謝謝上豪，要不是他的幫忙，我哥哥不知道現在會怎麼樣……」

梁永漢將自己的哥哥梁永斌接受「心臟移植」的事情說了出來，對於他這一段「辛苦奮鬥」的歷程沒有多做描述，只是一直不斷向我致謝。

說真的，在梁永漢說出這段往事，我心中並沒有特別的情緒，反而對他在公開場合感謝我而覺得有些不自在，畢竟他哥哥能夠接受「心臟移植」功勞並不在我身上，除了整個醫療團隊的努力之外，最重要的還是要有老天爺的「恩賜」——沒有被判定「腦死」，而且有意願捐贈出心臟的患者，就沒有接下來的故事。

我當下表達了只是盡醫師的本分等語，但梁永漢真心誠意的感謝依然不斷，讓我覺得他真是充滿「勇氣」，沒有在四下無人的場合，握著我的手說「謝謝」，反而在高中同學的年度聚會，彰顯並非由我主導的功勞。

同學會後，我心中的情緒竟然無法平復，倒不是梁永漢的感謝讓我飄飄然，如同被捧上雲端而嗨了起來，而是對於器官移植這件事，心中多年的羈絆的情緒，一下子被點了起來。

梁永斌能夠接受「心臟移植」畢竟只是少數，其實還有更多的患者，在等不到移植而在虛弱崩壞中哀號死去，不僅在「心臟」這器官有這種情形，其他諸如肝、肺、腎等器官的等待者也是如此，只是他們或許有一些替代療法，可以多撐一些時日而已。

等待器官移植的患者，永遠超過捐贈器官的人數，這是普世的問題，並沒有因為哪個國家捐贈率高而有緩解，台灣雖算是亞洲器官捐贈比率最高的國家，但是依然有很多器官衰竭的患者苦苦等待機會。

梁永漢在公開場合感謝我需要「勇氣」，而在器官移植過程中的所有人，需要更大的勇氣——腦死的患者需要家屬的勇氣，捐贈出有用器官；勸募器官的社工，要忍著家屬的不諒解，希望他們可以捐出心愛家人的器官，至於等待移植的病人呢？為了要等到老天爺及捐贈家屬給的機會，也必須為自己的病情奮戰，直到機會降臨。

梁永漢的感謝挑起我的羈絆，於是讓我有了寫這本書的念頭，我希望透過器官受贈者的奮鬥的過程，將他們的故事化成文字，做為器官勸募強而有力的吶喊，盼望透過它，讓有勇氣的人愈來愈多。

想到這裡，我找了之前三位照顧過、接受「心臟移植」的病人，希望透過他們現身說法，為器官勸募注入強心針，結果他們三人（含梁永斌在內）欣然答應。

或許是發心為公益，這本書連同訪談加書寫，只花了我不到兩個月的時間完成，算是創下我生平文字工作的紀錄，而且我並沒有感到吃力，提筆之後，冥冥中似乎有股力量拉著我的手一路寫下去直到完稿。

當然這本書的完成還是得感謝很多人的幫忙，像是我將這本書的靈感告訴時報出版的趙政岷董事長時，他二話不說，請我趕快寫交由他出書；另外由於我不諳中打，每次的手寫稿都必須由同事許嘉華打成檔案才能叫校稿，她幾乎是沒有延遲時間，我將稿子交給她時，隔日電郵信箱就看到回信，非常有效率。同時為了這本書，我希望能找到好朋友來推薦，希望多一點人贊聲器官勸募的工作，結果不只是朋友，連朋友的朋友都前仆後繼來支持，由於人數實在太多了，煩請大家看一下推薦人的名單。好多朋友感同身受、不吝表態，在此上豪向所有人致上最高敬意。

最後，特別要提技嘉教育基金會特助許戎得先生，以及我企業界好友惠亞工程股份有限公司董事長黃建德先生，得知我要以免費贈書來換取讀者簽署「器捐卡」時，技嘉教育基金會及黃董事長即解囊相助，讓我十分感動，不知如何形容內心滿滿的感謝。

謹希望此書付梓讓大家都充滿勇氣，能夠帶動器官勸募的風氣，才是我衷心的期盼。

序章　關於器官捐贈及移植你要懂的事

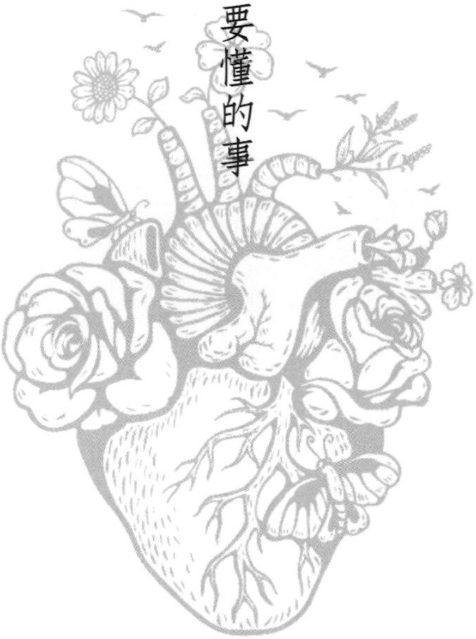

第一講

器官移植的架構

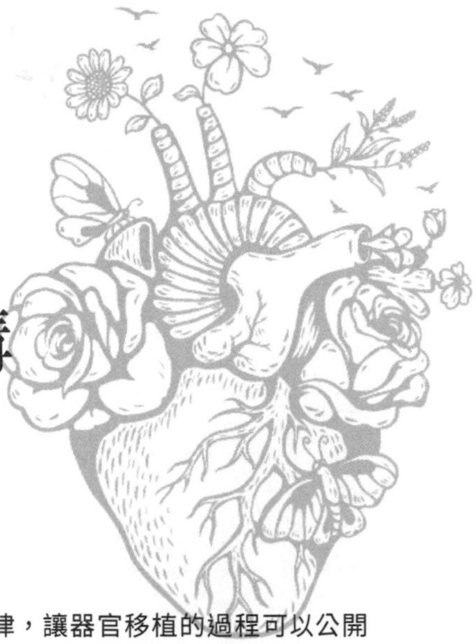

器官移植的主體是國家與人民：

1. 國家的職責是訂定明確可以遵循的法律，讓器官移植的過程可以公開透明，使得器官的取得分配可以公平合法，同時必須監督器官不會有仲介買賣等非法的情事發生，若有發生則依法給予犯罪者應有的懲戒。
2. 法律的訂定對於從事器官移植的醫療單位或個人有明確的規範，免得他們為了方便取得器官，利用「增進病人福祉」為大旗，當起上帝而任意妄為。
3. 政府另外一個重要的功能，則是要宣導器官移植的重要，鼓勵人民可以發揮大愛，必要時能捐贈自己的器官給需要的人。
4. 人民的權利與義務，不管是從事器官移植、等待器官移植，或是接受了器官移植等等，都必須在在國家監督下，遵守法律的原則，盡自己的責任與義務，避免產生不公不義或違犯法律的行為。
5. Option-in（知情同意）及 Option-out （預設默許）是什麼？

台灣於一九五九年由台北榮總完成首例人體眼角膜移植開始，中間經歷過一九六七年首例活體腎臟移植，到一九六九年屍捐腎臟移植等，但這些都是沒有法律的完整規範，因此器官移植在台灣都限於零星個案，沒有辦法提供給更多需要幫助的患者。一切都要等到一九八七年六月當年衛生署公布「人體器官移植條例」，及加上同年八月份公布的「腦死判定程序（二〇〇四年增修改為腦死判訂準則）」，台灣器官移植才開始進入一個新的里程碑。

不過開始時由於器官的分配仍有不健全的情形，因此在二〇〇二年政府成立「財團法人器官捐贈移植登錄中心」（底下簡稱器捐移植登錄中心）之後才逐漸開始改善，讓一些醫學中心掌握比較多捐贈器官的不公平的現象，能在「公開透明」的原則下，透過合法的管道，得到合理的分配。這段時間的瑕疵，由於不是我討論器官移植的重點，留待有興趣的讀者們去搜尋資料，或有相關的醫學大老出回憶錄時，大家才有了解的機會。

當然「人體器官移植條例」不是訂下來就沿用至今，中間也經過了幾次修訂，連腦死判定準則，與分配及管理辦法都有所著墨，更在二〇一五年六月修正案中明確規定，買賣器官違法，而且不論國內外都依相同罰則，同時強制了境外器官移植應依法通報的規定。

在這裡也不得不提出，柯市長在二〇〇〇年於「Clinical transplantation（臨床移植雜誌）」中，因為「無心跳器官捐贈（non-beating heart donation）」引發的爭議。這件事藉由二〇一四年台北市長選戰中爆發開來，最後促成了衛福部二〇一七年十二月二十六日公布了「心臟停止死亡後器官捐贈作業參考指引」，增加器官捐贈時另一個可供醫療單位遵守的原則，避免了「強摘器官」的爭議。

最後再談到有關人民的部分，醫療的專業在器官捐贈的程序中會再談到，這裡想談一下政府對於器官捐贈的宣導部分。

實務上，全世界國家對於人民器官捐贈的方式，在法律上有兩種取得的方法，一個叫「option-in（informed consent，知情同意）」，另一個叫「option-out（presumed consent，預設默許，前副總統陳建仁先生翻譯為『默許制』」。

所謂的「option-in」，指的是政府認為人民死後的遺體是「私有財」，在沒有取得同意書的情形下，是不可以用任何理由摘取人民的器官做移植。選擇這種方式國家的器官捐贈率都是比較低，目前美國、台灣及香港等等都是採用這樣的方法，其中美國器官捐贈率約為每百萬人有二十六人，台灣差不多約十人，而香港及其他亞洲國家都是個位數。

選擇「option-out」國家，認為人民死後的遺體是「公共財」，而且將它列入立法。因此如果國民死亡之前沒有簽署反對文件，政府理當可以直接將他們的器官分配給需要的病人。實施這種制度的國家有西班牙（全世界捐贈率最高的國家，每百萬人將近有五十人捐贈）葡萄牙、荷蘭等等，都有每百萬人三十人以上器官捐贈率的水準，不過這些國家也不會因為國民沒有簽署反對文件而強摘器官，還是會徵求家屬同意之後，才列入器官捐贈人的名單。

值得一提的是，西班牙還特別讓接受器官捐贈的患者，擔任器官捐贈勸募宣傳大使，由他們鼓勵一般民眾在死後捐贈器官，這點是台灣政府可以學習借鏡之處。

第二講

器官捐贈的流程

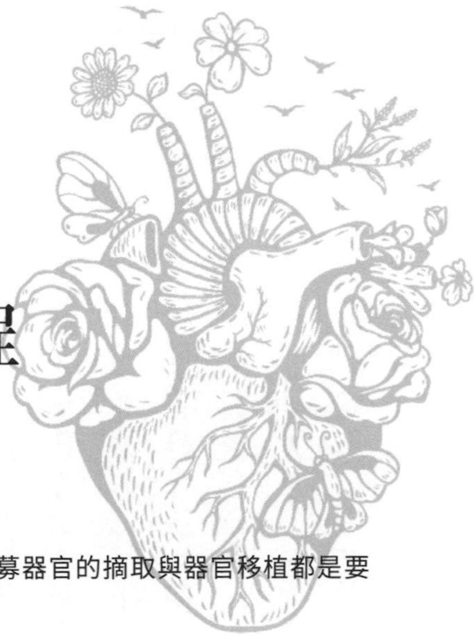

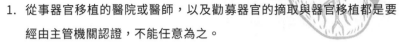

1. 從事器官移植的醫院或醫師，以及勸募器官的摘取與器官移植都是要經由主管機關認證，不能任意為之。
2. 器官的勸募醫院不見得能做器官移植手術。
3. 等待器官移植的等候者，都必須在器捐移植中心登錄，以便在公平透明的情況下，變成受贈者（Recipient）接受捐贈者（Donor）的器官移植。
4. 受贈者與捐贈者的認定，都要依據相關的準則或法律規定才算符合程序。

器官移植的流程，開始於器官移植等候名單（Waiting List）中的等候者。

所謂的等候者，就是指患者因為器官「末期病變（End-stage disease）」，造成器官即將衰竭而致命（如等待換心者），抑或是器官衰竭目前接受支持療法者（如腎衰竭接受長期血液透析，即『洗腎』），都可透過衛福部認證器官移植專責醫院的醫師，向器捐移植登錄中心登記，符合資格後才能成為正式等待捐贈者的器官出現，才有機會接受器官移植，變成受贈者。

上述的流程，必須有三個層次的「公開透明」：

1. 等候者必須符合各移植學會訂定的標準，如此才能有優先順序的產生，捐贈器官來了，等候者互相比條件，才不會有不公平的情事發生。
2. 等候者必須向計程車靠行一樣，必須在有認定的器官移植專責醫院完成檢查與登記，這些醫院與醫師都是接受政府相關法律監督，不可能是個體戶。
3. 器捐移植登錄中心必須有公開透明的資料。這點台灣在經過多年努力之後，已經做得很好，讀者目前可進入該中心官網看到器官移植的歷史、等待患者人數及捐贈器官的資料，甚至看到各醫院移植存活率的報告。

所以對於我說的有不了解之處，可以在下列網站內搜尋你有疑問的部分。

https://www.torsc.org.tw/docDetail.jsp?uid=15&pid=7&doc_id=911&rn=-167005 4884

◉器官移植的另一重要主角是捐贈者

所謂的捐贈者，指的是簽署必要的法律文件，願意在活著（活體捐贈），或是死亡後（屍捐、腦死、無心跳器捐，以及曾經可以捐贈的死刑犯等，這些問題後面會專文提到）捐出器官。

在此先提醒大家，器官移植的專職醫院或醫師，都是必須依據國家訂定的法律來摘取器官，以避免他們當起了上帝，不能只要有人答應捐贈，就可以在法律灰色地帶摘取他們的器官，刻意逃避法律的監督。

另外講到器官的勸募，這個工作並非只有器官移植專責醫院能做。全台的各醫院，都有義務做這樣的事，為了就是鼓勵腦死或已經死亡病患，發揮大愛解救等待器官移植者。

不管哪個國家，即便是前文提到的西班牙，捐贈器官的人口比例雖是我們五倍之多，依然有很多等待器官移植患者。

最後談到器官移植的啟動。當得知有人願意捐贈器官時，器捐移植登錄中心會依捐贈者想要捐出器官的種類，與抽血組織配對的結果，通知排序在前面的等候者所屬的醫院（通常由各醫院器官移植協調師擔任中間聯絡），再由負責醫師的判定，加上詢問等待者的意願決定是否接受。

捐贈器官的協調方法，在器捐移植登錄中心的官網上，都可以找到法律訂定的規則，所以不會有醫院間內鬨的情形發生。而且由於器官得之不易，加上有時效問題（如腦判時間，以及趕到捐贈醫院摘取器官的交通時間），通常都會一起通知排序前三名的醫院，避免有醫師依患者情形或患者反悔而拒絕器官移植，延誤了通報下一個醫院的時間——這點在心臟、肝、肺器官移植的手術很重要，畢竟摘取器官要人力以及時間，受贈者的準備時間也要考量在內。

讀者可以參考從器捐移植登錄中心摘錄下的流程（https://www.torsc.org.tw/transplant/transplant_13.jsp?uid=100&pid=27），有它加上我的解說，相信大家會了解器官移植的流程是如此公開透明，不僅分秒必爭，而且分工相當細緻，並非只有器官捐贈與接受那麼簡單。

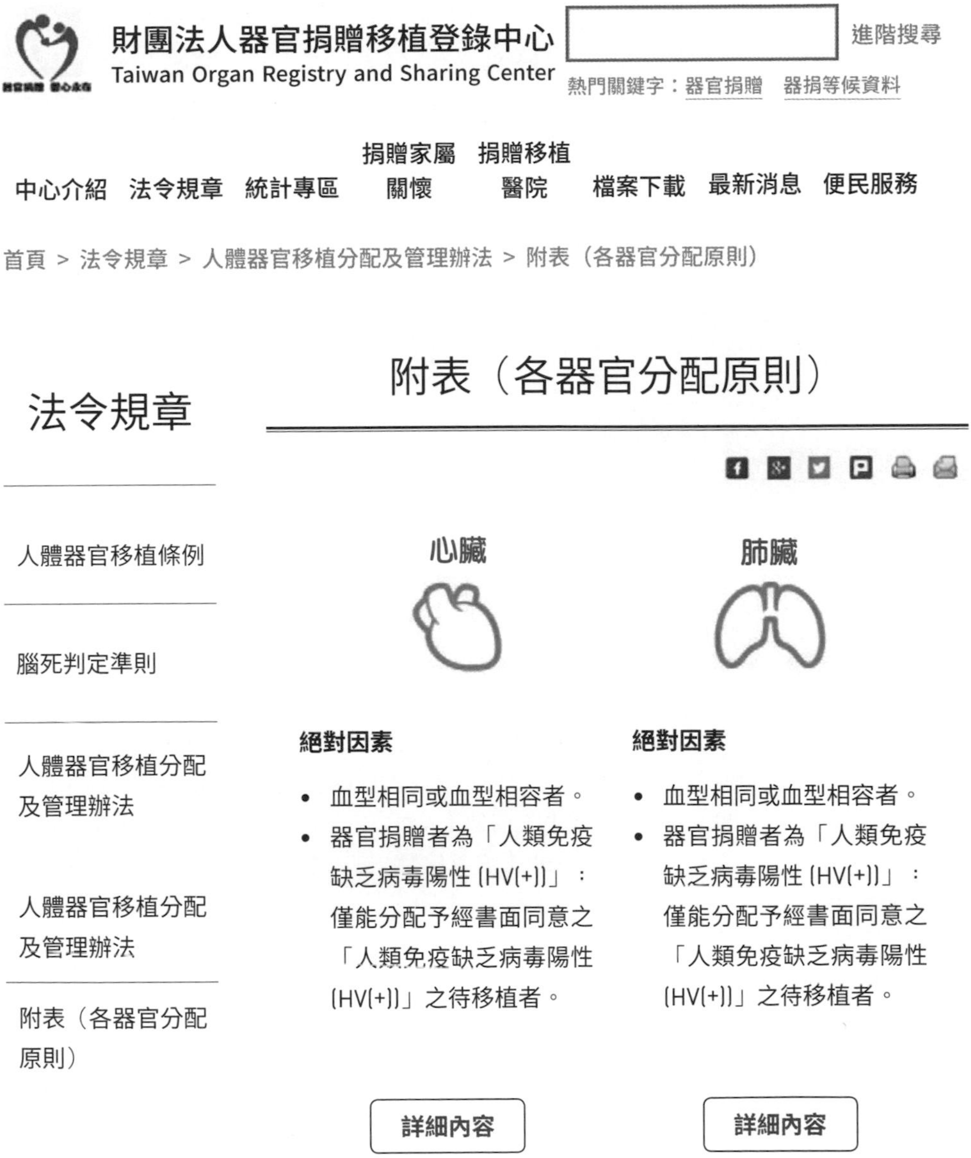

財團法人器官捐贈移植登錄中心
Taiwan Organ Registry and Sharing Center

進階搜尋

熱門關鍵字：器官捐贈　器捐等候資料

中心介紹　法令規章　統計專區　捐贈家屬關懷　捐贈移植醫院　檔案下載　最新消息　便民服務

首頁 > 法令規章 > 人體器官移植分配及管理辦法 > 附表（各器官分配原則）

法令規章

- 人體器官移植條例
- 腦死判定準則
- 人體器官移植分配及管理辦法
- 人體器官移植分配及管理辦法
- 附表（各器官分配原則）

附表（各器官分配原則）

心臟

絕對因素

- 血型相同或血型相容者。
- 器官捐贈者為「人類免疫缺乏病毒陽性（HV(+)）」：僅能分配予經書面同意之「人類免疫缺乏病毒陽性（HV(+)）」之待移植者。

詳細內容

肺臟

絕對因素

- 血型相同或血型相容者。
- 器官捐贈者為「人類免疫缺乏病毒陽性（HV(+)）」：僅能分配予經書面同意之「人類免疫缺乏病毒陽性（HV(+)）」之待移植者。

詳細內容

活腎捐贈

可關作業須知

認同器官
捐贈簽署

教育學習平台

登錄系統

肝臟

絕對因素

- 血型相同或血型相容者。
- 器官捐贈者為「B型肝炎表面抗原陽性 (HBsAg(+))」：僅能分配予「B型肝炎表面抗原陽性 (HBsAg(+))」之待移植者。
- 器官捐贈者「有C型肝炎 (Anti-HCV(+)) 且尚未治療」之待移植者。
- 器官捐贈者為「人類免疫缺乏病毒陽性 (HV(+))」：僅能分配予經書面同意之「人類免疫缺乏病毒陽性 (HV(+))」之待移植者。

詳細內容

腎臟

絕對因素

- 血型相同或血型相容者。
- 器官捐贈者為「B型肝炎表面抗原陽性 (HBsAg(+))」或「B型肝炎表面抗原陰性且表面抗體陰性且核心抗體陽性 (HBsAg(-) and Anti-HBs(-) and Anti-HBc(+))」：僅能分配予「B型肝炎表面抗原陽性或表面抗體陽性或核心抗體陽性 (HBsAg(+) or Anti-HBs(+) or Anti-HBc(+))」之待移植者。
- 器官捐贈者「有C型肝炎 (Anti-HCV(+))」：僅能分配予「有C型肝炎 (Anti-HCV(+)) 且尚未治療」之待移植者。
- 器官捐贈者為「人類免疫缺乏病毒陽性 (HV(+))」：僅能分配予經書面同意之「人類免疫缺乏病毒陽性 (HV(+))」之待移植者。

詳細內容

胰臟

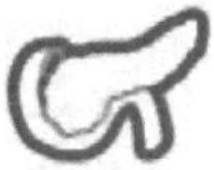

絕對因素

- 血型相同或血型相容者。
- 器官捐贈者為「B 型肝炎表面抗原陽性 (HBsAg(+))」或「B 型肝炎表面抗原陰性且表面抗體陰性且核心抗體陽性 (HBsAg(-) and Anti-HBs(-) and Anti-HBc(+))」：僅能分配予「B 型肝炎表面抗原陽性或表面抗體陽性或核心抗體陽性 (HBsAg(+) or Anti-HBs(+) or Anti-HBc(+))」之待移植者。
- 器官捐贈者「有 C 型肝炎 (Anti-HCV(+))」：僅能分配予「有 C 型肝炎 (Anti-HCV(+)) 且尚未治療」之待移植者。
- 器官捐贈者為「人類免疫缺乏病毒陽性 (HV(+))」：僅能分配予經書面同意之「人類免疫缺乏病毒陽性 (HV(+))」之待移植者。

詳細內容

眼角膜

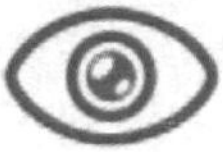

絕對因素

- 器官捐贈者為「B 型肝炎表面抗原陽性 (HBsAg(+))」：僅能分配予「B 型肝炎表面抗原陽性或表面抗體陽性或核心抗體陽性 (HBsAg(+) or Anti-HBs(+) or Anti-HBc(+))」之待移植者。

詳細內容

小腸

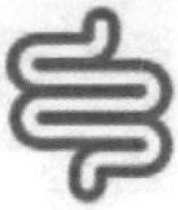

絕對因素

- 血型相同或血型相容者。
- 器官捐贈者為「B 型肝炎表面抗原陽性（HBsAg(+)）」：僅能分配予「B 型肝炎表面抗原陽性（HBsAg(+)）」之待移植者。
- 器官捐贈者「有 C 型肝炎（Anti-HCV(+)）」：僅能分配予「有 C 型肝炎（Anti-HCV(+)）且尚未治療」之待移植者。
- 器官捐贈者為「人類免疫缺乏病毒陽性（HV(+)）」：僅能分配予經書面同意之「人類免疫缺乏病毒陽性（HV(+)）」之待移植者。

詳細內容

第三講

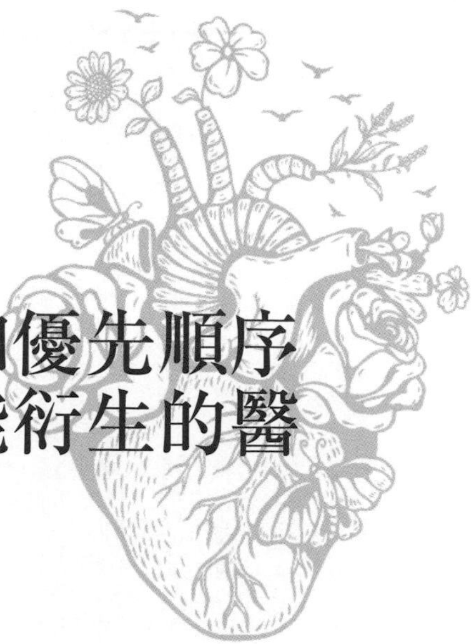

等候者的資格和優先順序決定，以及可能衍生的醫學倫理問題

1. 等候者的資格和優先順序決定，有排他條款存在，不是符合器官衰竭資格，就一定可以接受器官移植。
2. 等候者的資格和優先順序是由專家召開會議，依據醫學倫理決定而來，但它並非一成不變，也會在必要時修訂。
3. 雖然有法律監督醫師不得在等候者的優先順序上取巧，但仍然有規避的可能性發生，不過醫師必須為自己的行為承擔風險，甚至置等候者於危急之地，所以機會不大。

如同前一講所言，等候者在得到器官捐贈而行移植手術之後，便成為所謂的受贈者，雖然有法律或條例規定器官衰竭如何符合等候者的資格，以及他們接受器官捐贈順序，但是深究其如何訂定的理由，牽涉的到是有關醫學倫理的問題。

上述的過程對從事器官移植的醫療機構或醫師而言，可能視為理所當然，但是在「法律之前人人平等」的概念下，等候者的排他條款及優先順序訂定，對病患而言，可能不見得有相同的感受。

在這裡必須先說明，不管是等候者資格認定及優先順序認定，並非一成不變，而是隨著時代的進步而有所增減，例如我先講到的「年齡限制」，它就是一個很好的切入點。

在器捐移植登錄中心成立前，以及開始運作之初，六十五歲以上的器官衰竭者排除在器官的等候者之外，最重要的原因是器官的捐贈取得不易，相對於年輕人而言，年紀大的病人，似乎應該就要把機會讓出給他們。只是為何劃定的年齡是六十五歲？而不是七十歲？八十歲？抑或六十歲？因為台灣是依著美國訂下的原則而來，大抵可能因為當時接受器官移植的患者，其器官存活率在十年後會明顯下滑，在美國的平均餘命扣除下，大概就落在六十五歲的區間。

所以如果一個心臟衰竭的病人如果是六十四歲，而且嚴重程度是最前面的IA級，他的排序就會比狀況稍差、需強心劑維持生命的IB級二十歲年輕人，排序還要前面；如果等待心臟移植的患者是六十六歲，不論其嚴重度如何，都只有出局的份，這樣的結果公不公平，法律說了算，不是心理舒不舒服為準。

另外腎臟移植等待的名單更是獨厚年輕人，十八歲以下優先不說，十一歲以下又是優先中的優先，對年長者來說，又是看起來的不公平——這種依年齡訂下的障礙，和器官等待人數，與疾病是否有替代療法有關，牽扯的層面更廣，所以我才會說，等候者的資格及優先排序，是在符合醫學倫理的討論而訂下。

目前年齡的限制除了在腎臟移植之外，似乎有解禁的趨勢。器捐移植登錄中心裡的等候者已經沒有超過六十五歲以上不能登記的限制，唯獨從健保局的給付標準中，還可以看到心臟移植等候者要（若超過六十五歲需專案申請）的字眼出現，可能和台灣的平均餘命逐漸升高有關。

讀者有興趣的話，更可以在器捐移植登錄中心的網站上，在有關〈等候移植登錄基準〉中，看到各器官的「禁忌症」（亦即不能成為等候者）的規定，已經放寬了腫瘤、愛滋病患者、肝炎感染者、中風過患者的條件，這些在台灣器官移植條例發布前幾年，都算是被排除在等候者名單之外，不過經過幾次的會議，取得專家們共識之後，才修訂成目前的樣子。

是不是幾年之後又會修訂？我想一定會，畢竟醫學持續進步，「倫理考量」會一直纏著器官移植不放，因為隨著疾病被治療的可能增加，條件應該會慢慢放寬。

在此想提到自己熟悉的心臟移植，因為它優先順序的排定有時會讓醫師可能違背良心而做出造假的可能。例如等候心臟移植的患者，如果被裝上體外維生器材，就會變成等候者的IA級，排序立刻拉到最前面，而患者情況是否達到裝體外維生器材的條件？則是由醫師專業判斷，有時會有操作空間。美國就曾經發生醫師昧著良心，為了替病人儘快得到心臟移植，就不顧患者病況還算穩定，直接裝上體外維生器材，明顯違反醫師倫理。

對於上述情形，我們可以看到器捐中心的「心臟移植等候者疾病嚴重度分級表」裡的IA，其有效期只有七天，為的就是如果病患真的病況那麼嚴重危在旦夕，只能儘快靠心臟移植活命，理論上可能拖不了七天，因此拖過了七天，就必須重新申請登錄，再次提出相關證明以獲取更好的機會。

所以想造假的醫師除了必須考慮病患裝體外維生器材，以及裝上後造成的併發症風險之外，還得七天一次做病情報告，算是種嚇阻的手段，提醒醫師造假可能帶來的問題。

看了我的解說，還會覺得器官等候者變成受贈者很簡單嗎？那麼多遊戲規則，除了因為醫療技術進步、疾病嚴重度增加而有所修訂外，也怕醫師及患者聯手造假訂了防堵規則——有法律監督至少還可以維持應有的公平。

第四講

器官捐贈者的來源與器官取得

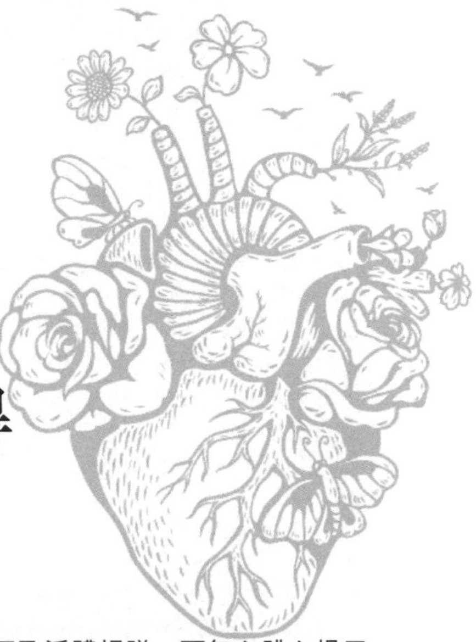

1. 器官捐贈者來源最主要的是屍捐、腦死及活體捐贈，而無心跳心捐只是屍捐的進化版。
2. 不是接受了腦死判定就一定能成為器官捐贈者。
3. 法律給予醫師摘取捐贈者器官的權利，並不是盡可能給方便，應是仔細檢視過程是否符合規範，避免醫師便宜行事，甚至以加工的方法摘取器官。

台灣從一九八七年公布「人體器官移植條例」以來，就決定了器官捐贈的來源為「屍捐」，因為它的第一條即開宗明義講到：

「為恢復人體器官之功能或挽救生命，使得醫師摘取屍體或他人之器官施行移植手術，特制定本條例。」

第四條又規定：

「醫師自屍體摘取器官施行移植手術，必須在器官捐贈者經其診治醫師判定病人死亡之後為之，前項死亡以腦死判定者，應依中央衛生主管機關規定之程序為之。」

公布本條例時有兩件事需要解決，一是腦死判定，一是活體移植。

前者於同年公布「腦死判定程序」，為的就是和美國一樣，把「腦幹死＝腦死＝死亡」聯結在一起，希望能在捐贈者還有心跳的狀態下捐出器官。這樣有什麼好處？除了原來屍體捐贈所不能獲得的心、肝、肺的器官外，器官由於仍是在身體保有血流灌注的情形下，自然摘取出之後移植到受贈者身上成功率會大增，而腦死是不是真的算死亡？這個問題向來有爭議，我會一併發表之前寫過的專文，提供大家參考。

但不管一直以來爭議如何，從一九八七年開始，「腦死＝死亡」在台灣已沒有異議。

至於活體捐贈器官，尤其是腎臟及肝臟，一直是醫界爭取的重點。它也在一九九三年的修正案中通過，經過幾年的修正，算是解決了一些有親戚間「買賣器官」的疑慮，目前也不失一個器官移植的來源。

屍體捐贈器官，一直以來都沒有什麼爭議，但柯市長於二〇〇〇年發表在「臨床移植」雜誌中的「無心跳器捐」，引起很大的爭議，在這裡先說明這種方式的器官捐贈，也屬於屍體捐贈的方法，醫學倫理與法律認知對心跳停止多久以後才能摘取器官一直沒有共識，所以這種方法算是屍捐的進化版，直到二〇一七年才有衛福部訂的準則，不過說句實話，目前依然還未正式立法，這也是本人一直努力的目標，因為有法律，醫療團隊就有依循標準，不至於提心吊膽有觸法的可能。

至於腦死判定的流程為何？這雖然很專業，但是在此也可以講個大概，就是診治的主治醫師覺得患者已經有腦死的可能，接著便會啟動「器官勸募程序」，由勸募人員說服家屬，願意將患者當成「器官捐贈候選人」時，腦死判定才會啟動。

目前腦死判定是依修訂後的「腦死判定標準」而來。大家有興趣可以去器捐中心的官網看看，其中對於什麼人可以成為器官捐贈候選人（含排它條款），什麼人可以施做腦死判定，以及如何做腦死判的方法都有詳細規定。

https://www.torsc.org.tw/docDetail.jsp?uid=26&pid=8&doc_id=987&rn=1782210885

一般而言，腦死判定要有兩組人，中間相隔四小時以上的「兩次」判定過關，才能宣告病患「腦死」成為「捐贈者」，於是實務上會產生底下狀況：

1. 有些符合腦死判定資格的醫師，因為信仰及個人因素堅決不做腦死判定。
2. 有些病人根本沒有達到腦死程度，而勸募已經完成，結果腦判根本不能做。
3. 病患狀況很差時，腦死判定不見得能完成，有時只好一拖再拖、遲遲無法完成，最後患者死亡而當不成捐贈者。
4. 執行腦死判定的醫師有時執行過於嚴謹，可能一個不小心，病患在過程中就往生了。

由上面敘述可知道，腦死判定是個嚴謹與危險的工作，不是想成為器官捐贈者接受腦死判定，就一定可以達成遺愛人間的願望。

另外，腦死判定的執行也需要有檢察官在場，因為摘取他人的器官去救活別人，是逼不得已的「最後手段」，是法律為器官移植開的方便之門。因此我們可以看到，任何醫師為了保持器官新鮮度的做法，並沒有獲得法律的允許，二〇一七年衛福部訂的「心臟停止後死亡器官捐贈作業指引」中，就明訂不可替捐贈者裝上葉克膜，用「加工」的方法，取得品質較好的器官。

檢察官的角色，並不是來當「好好先生」，睜一隻眼閉一隻眼，儘量給予醫師摘取器官的方便。可惜或許認知不同，實務上有其不同面向。

因為值班被通知來醫院，參與腦死判定過程的檢察官，有些可能只把文件看一看就簽字認同，沒有監督醫師是否依程序走；有些檢察官比較龜毛，還會鉅細靡遺了解腦判醫師相關的檢查方式，確實檢查程序是否合法（例如人工呼吸器的卸除，觀察時間就要十分鐘），算是克盡職守的表現。但是檢察官若太過實事求是，捐贈者會在腦死判定過程中死亡，本人就曾經目睹過一次。以上說明有些專業，不夠明瞭可以詢問專業醫師，甚至「谷歌大神」也是不錯的選擇。

◉腦死與剩餘價值

二〇一三年十二月，兩位女性病患的處境在美國社會上激起了漣漪，讓「腦死

（Brain Death）」這個議題又再次引起了大眾廣泛的討論。

第一位病患是在美國加洲奧克蘭的 Jahi McCath。十三歲的她罹患了「睡眠呼吸中止症候群（Sleep Apnea Syndrome）」。所以在當地的兒童醫院接受手術，不幸的是，因為手術的併發症造成了她「腦死」的情況。

根據美國當地的法律規定，病患一旦經由醫療專家確定為「腦死」的狀況，醫院可以採取斷然的措施，在不經家屬的同意下移除該病患所有的維生管路，放任其自然死去。

但是 Jahi McCath 的母親 Nailah Winkfield 全然無法接受這樣的結果，於是向法院提出了抗告，不准醫院移除她的維生管路，而且提出了轉院的要求。

法官接受了她的抗告，但是只准許了第一項的要求，對於轉院一事，則暫時予以駁回，因為轉院的要求一旦獲准，則代表了 Jahi McCath 要進入長期的照顧情形，兒童醫院的醫師必須為她做好「氣切（以便長期接上呼吸器）」及「胃灌食管」兩項手術，但是醫師們覺得這是「無效醫療」，徒增醫療資源的浪費，基於此判決，醫師們得以拒絕。

因此，Jahi McCath 就這樣接上了呼吸器與鼻胃管，繼續在兒童醫院裡與死神博鬥，而她的母親則聘請律師和醫院興訟，除了抱著仍有「奇蹟」的情況出現以外，也希望「轉院」的要求能被法官批准。

第二位主角是三十三歲的 Malise Munoz。有一天被夫丈發現昏倒在家中，隨後被送到了德州的 John Peter Smith Hospital。由於可能是「肺栓塞」造成突發性的心肺衰竭，所以即使是醫院全力搶救暫時保住了性命，但最後仍是被醫療專家判定為「腦死」的狀況。

和前面的 Jahi McCath 不一樣，Malise Munoz 因為懷有十四個星期的身孕，根據德州的法律規定，懷孕的婦女即便是「腦死」，不得隨便移除其維生管路，必須要確定腹中胎兒的情形才能有所動作。

不過 Malise Munoz 的丈夫 Erick Munoz 卻代表家族向法院提出訴訟，請求法官能裁定醫院移除她太太的維生器材，因為她在生前曾明確表示，如果自己有什麼意外而必須「沒有尊嚴」地靠著維生器材「苟活」於人世時，她不能接受。

前述的兩個案例幾乎同時間在法院興訟，自然引起了全美的關注，不止醫療從業人員，社會各界又再度對於「腦死」這個議題展開熱烈的討論。

關於「腦死」的診斷、定義與其發展，雖然是一九六八年由哈佛大學最先公布其判定的標準，但所有的學者卻一致公認是法國的兩位醫師 Mollaret 及 Goulon 先吹皺了這一池的春水。

Mollaret 兩人在觀察了二十三位病患之後，首先提出了所謂的「超越昏迷（Le coma dépassé）」的概念。他們發覺了這些人已失去了人類與環境互動的四大要素：意識、運動、感覺，以及種種的反射，因此他們沒有辦法自動呼吸、需要靠呼吸器維持；他們的生命特徵不穩定，要有大量的強心藥物支撐，而身體的電解質很容易流失，常常要醫師給予必要的輸液補充。

為什麼 Mollaret 兩人會去特別觀察這樣的病人？原因在於一九五〇、六〇年代，小兒麻痺病毒開始肆虐全世界，造成了呼吸器使用大增，直接刺激了「呼吸器」與「加護病房」的發展，讓急重症病患的照顧突飛猛進，結果雖然是救活了不少人，但也產生了一個棘手的情形，那就是在這之前沒有機會存活的病患，因為維生器材的發明得以延續生命，使得不少如 Mollaret 兩人所敘述的那些昏迷而沒有治癒希望的病患，占據了已經十分拮据的醫療資源，變成是沉重的負擔。

而後來的哈佛大學為何要公布所謂的「腦死制定標準」？表面上看來，是要用醫療的角度，去找出前述 Mollaret 兩人所描述那些沒有「治癒希望」的病患，但是另外一個最重要的目的，其實是為了「器官移植」鋪路。因為很多器官的移植，諸如心臟、肝臟移植，必須在供體（Donor，即捐贈者）還有心跳血壓的狀態下，才能摘取器官供做受體（Recipient，即受贈者）之用。一九六七年，心臟外科醫師巴納德在法令鬆散的南非，完成了全世界第一例心臟移植，自然刺激了美國加速了主導「腦死判定標準」。

哈佛醫學院公布的「腦死判定標準」是為了「器官移植」做準備，雖然其用心是不言可喻，但此一標準裡卻嗅不出任何這樣的意圖。不過根據學者 Giacomini 在一九九七撰文揭發的祕辛顯示，其實當初在標準裡有一句這樣的敘述：

「存在委員會面前的問題，不只是定義『腦死』這麼簡單。而且訂定此一標準並非是要加速『器官移植』。」

因為怕給人有「此地無銀三百兩」的感覺，最後此段敘述被當時的哈佛醫學院的院長 Robert Ebert 決定刪去。

所以，不管你聽起來舒不舒服，「腦死判定標準」的最大目的，是在增加「死亡」的定義，把所謂的「腦幹死（其實腦死的判定中，都是在測定腦幹的功能）」，當作是另一種死亡的宣告——傳統的死亡是在心跳，血壓和呼吸完全歸零才算。

為了強化這種「腦死」也符合死的定義，一九八一年美國總統的醫療顧問團也發表了所謂「死亡判定指引（Guidelines for the determination of death）」，其中說道：

「腦死或腦幹死，可以確定是腦功能的非可逆狀態，必定在短期間內心跳終止；它是意識與呼吸功能的不可逆消失，代表腦的器質性傷害已達到生命的不歸點（The point of no return），意即是死亡。」

台灣也在醫界與政府的努力下，於一九八七年六月十九日由總統公布了「人體器官移植條例」，加入了「腦死」也是死亡的一種宣告，才使得維生器材下暫時保命的「供體」，才能在有心跳及血壓的情形下，摘取其器官做為移植之用，嘉惠瀕臨死亡的病患。

所以，可以想見的是，當哈佛大學的「腦死判定標準」公布了以後，各國紛紛跟進，於是乎「器官移植」開始蓬勃發展。以前不能施做的心臟、肝臟移植進入了一個全新的紀元，給予很多原先無法存活的病患有了一線生機。

但是有關以「腦死」移除病患維生器材的立法，可能是基於人道的關係，並沒有像器官移植一樣廣獲認同，還得視國情而定，別人不說，至少目前台灣還沒有依照這樣的精神，去強制執行這種醫療作為。

在哈佛大學提出了「腦死判定標準」以後，是不是全部的醫療機構都遵循了同一個制式標準呢？我想答案是值得商確的。

二〇〇八年，美國麻州總院的醫師Greer，在知名的神經學期刊《Neurology》裡，發表了一篇令人震撼的研究報告。他以全美排名前五十的神經科專科醫院做為對象，請他們提供有關「腦死判定標準」的執行方法，雖然只有四十一家機構願意提供，但其中竟然出現了很多分歧，不管是在執行醫師的選擇，判定確為腦死的必要次數，移除病患呼吸器的測驗，或是其他輔助檢查的選擇上，都出現了許多「各吹各的調」的現象，再再說明了「腦死判定標準」雖定義明確，但各醫院為了找尋符合它的方法選擇上，竟然不盡相同。

連知名的醫療機構都有這樣的歧見，所以從一九六八年以來，一直都有不少醫師、社會學者、心理學家，甚至宗教領袖，常會出現與「腦死」相左的意見，自然也不會讓人覺得奇怪。但是你會發現，由政府強勢主導「腦死判定標準」的國家，民眾對於所謂「無效醫療」與「器官移植」的接受度較高。

因此，不容否認「腦死判定標準」是為了一定目的而有的產物，從節約醫療資源的觀點來看，是可以減輕某些重症病患對國家社會的負擔，但是從救人的立場來看，「腦死」的病患，雖然說起來不好聽，他們死前的「剩餘價值」，是成就了某些病患能夠繼續存活的條件。

最後，我想用一個親身經歷的故事，來為這篇文章做一個註腳。

二〇一〇年六月，我隨著振興醫院的心臟移植團隊，前往越南河內市的軍醫大學附屬第一〇三醫院，協助該國完成第一例的心臟移植。

接受心臟移植的病患沒有什麼疑問，但捐贈者的條件，以現今全世界的標準而言，是還沒有達到「腦死」的條件——他是一個年輕的販毒者，因為被警方逮捕，在問訊後用簽名的筆插入眼窩而直達腦部，造成了昏迷不醒。

為何這位年輕人會這樣做？因為販毒在越南幾乎都會被判處死刑，因此他才會做自殺的選擇。而他為何最後被選為「心臟移植」的供體？那就要從越南現行的醫療環境談起。

由於醫療資源還不甚寬裕，越南的醫療費用相當昂貴，因此很多傷重昏迷的病患住到醫院的加護病房以後，有很多付不出錢的家屬會採取相應不理，甚至躲起來的態度，逼得政府使出撒手鐧，將這樣的重症病患姓名在國營電台公布，若干天之後要是家屬仍持續不理會，醫院有權拔除維生管路，放任其自然死亡。

因此，那位自殺的販毒者被醫院留了下來，成為越南第一例心臟移植的供體。

主導這次心臟移植的越南軍醫局阮將軍，他在術前說服我們團隊，希望能利用這位年輕人做為捐心者。具體的談話內容我已記不清楚，但在私下聊天的場合他常用「Burden（負擔）」和「Contribution（貢獻）」兩個字來強化那位年輕人成為捐心者的正當性——Burden屬於他的家屬，也屬於這個沒有全民健保，沒有「腦死判定標準」立法的國家；而Contribution則是他最後的「剩餘價值」，對於那位因為心衰竭所苦的病患，最大的貢獻。

第五講

什麼是無心跳器捐

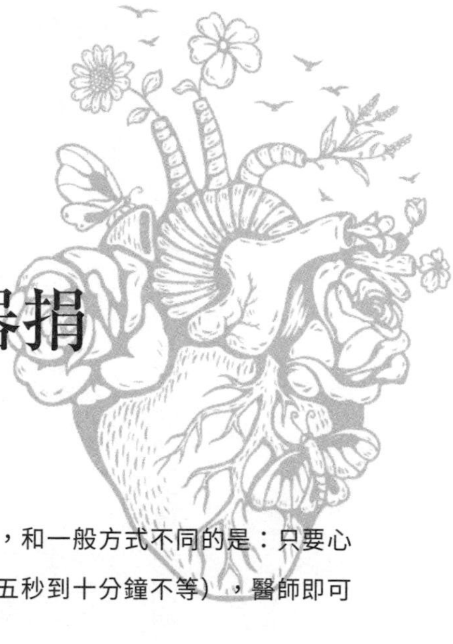

1. 無心跳器捐也是屍體捐贈器官的一種，和一般方式不同的是：只要心跳停止在一定時間內（全世界從七十五秒到十分鐘不等），醫師即可摘取器官做移植。
2. 目前台灣是全亞洲第一個准許無心跳器捐的國家，但捐贈對象僅限縮於「安寧緩和條例」中的末期病人，及腦死判定過不了有意願捐贈者，請大家注意的是，此準則非法律，乃是衛福部片面的行政法。
3. 因為捐贈者是心跳停止後再摘取器官，所以心、肝、肺等器官已經無法捐贈。

前一講知道，器官移植來源的正常方式有屍捐、活體捐贈及腦死判定後捐贈，那無心跳器捐是什麼？其實它也是屍捐的方式，不過是進階版，套句廣告用語，它是屍捐的「得來速版」。

在「腦死判定」還沒有被全世界上的國家視為真正的死亡時，器官的捐贈其實只有屍體捐贈。通常都是患者死後由主治醫師宣布死亡，再經過執法人員檢視過程沒有問題，才准許醫師摘取器官。

可惜這樣的程序往往會超過半小時以上，甚至可能因為檢察官未到，而不能簽署文件者，拖延的時間會更久，往往就延誤了器官移植的好時機。

於是乎為了讓器捐能儘早實施，一九九五年歐洲就提出「馬斯垂克分類（Maastricht Classification）」，期望有意器捐的患者，讓他們的大愛在最短時間內，能讓醫師立刻著手摘取器官。

依據上述的精神，願意無心跳器捐的病人被分成五類：

1. Brought in dead，即到院前死亡：俗稱「OHCA（out-of-hospital cardiac arrest）」，通常不知道確切「心跳停止的時間」。

2. 急救無效：通常指有目擊證人，發現患者倒下後，再經由心肺復甦術（CPR）急救不治者，通常以倒下接受急救時刻視為「心跳停止的時間」。

3. 等待死亡的患者：即以目前醫療技術，無法施救的瀕臨死亡者（通常在加護病房或安寧病房），而且過於衰弱無法進行腦死判定。

4. 腦幹死之後的心跳停止，病人可以進行腦死判定。

5. 在醫院住院的病人忽然心跳停止的猝死（二〇〇〇年才加入）。

上述的分類1、2、4、5稱為「Uncontrolled donors（無法操控的捐贈者）」，只有第3類才是「Controlled donors（即可操控的捐贈者）」。

對於「無法操控的捐贈者」，醫療團隊必須持續CPR急救，直到移植小組來才停止，這時必須等待一段時間，記錄一段無心跳的心電圖（各國國情不一，七十五秒到十分鐘都有），移植小組之後才能摘取器官。

由於病患可能急救時間拖得比較久，身體內可能早有血栓形成，所以允許移植小組由鼠蹊部置入管子，把腎以上主動脈用汽球堵住，接著做大量冰食鹽水灌注沖洗及打入溶血栓劑，所以這類患者大概只有腎可能捐贈，心、肝、肺保存不佳不予考慮。

而「可操控的捐贈者」由於瀕臨死亡，所以可以等到患者血壓不穩，在家屬同意後，將病患移至開刀房內，接著拔除維生器材及藥物，給予止痛藥物以靜待心跳停止，記錄一段無心跳的心電圖（各國國情不一，七十五秒到十分鐘都有）後，移植小組才可以摘取器官。

值得注意的是，台灣最近通過的「心臟停止後死亡器官捐贈作業指引」（如文末所連結網站，請大家注意的是，此準則非法律，乃是衛福部片面的行政法），規定只能摘取上述的「可操控的捐贈者」，而且是規定心跳停止要五分鐘，符合國際潮流，其中值得注意的是，明訂不得替這種捐贈者裝上維生器材，以保持器官的新鮮度。

理論上除了心以外，「可操控的捐贈者」身上的器官都可以捐，但是我想沒幾個器官移植醫師敢用肺及肝，大抵目前還是只有腎為主流，剩下的眼角膜、皮膚、骨頭等組織和屍捐相同。

所以看完無心跳器捐，相信讀者會了解它只是屍捐的進化版，而且依然有諸多限制。畢竟摘取人器官是「不得不為」的手段，沒有確定患者死亡來摘取，不免有「活摘器官」之嫌，而太晚摘取，又讓器官移植的成功率降低，於是它就在「人道精神」、「法律規定」和「醫學技術」之間拔河了那麼多年而未定案。

衛福部二〇一七年的「心臟停止後死亡器官捐贈作業指引」公布，算是對國際潮流趨勢的部分「開放」，再重申一次，早日立法才能免除醫師心中的疑慮及恐懼。

網址：https://dep.mohw.gov.tw/DOMA/cp-3130-39002-106.html 下載參閱。

第六講

死刑犯器官捐贈的爭議

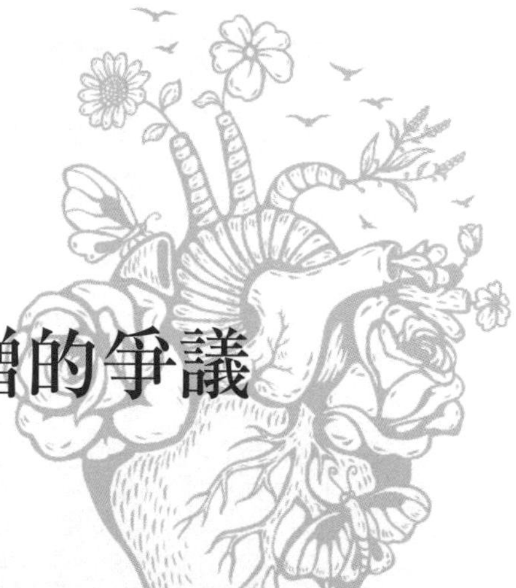

1. 死刑犯作為器官捐贈者的爭議，最重要的並不是他簽署捐贈器官同意書時，是否「知情同意」或是否「受到尊重」，或者是因為「贖罪說法」而壓抑了自由意志，而是整個從死刑槍決到摘取器官的過程，根本是名符其實的「活摘器官」。
2. 放寬死刑犯器官捐贈，除了不符合國際潮流外，根本也解決不了器官來源短缺的問題。

之前提到器官捐贈者的來源，以「屍捐」及「腦死」為主要來源，但台灣之前還有另外一個提供器官捐贈的方法，就是「死刑犯」。

一九八七年「人體器官移植條例」及「腦死判定程序」通過後，台灣雖開始器官移植的新里程碑，但也面臨到「器官短缺」的窘境。歸咎主要原因，當然是風氣未開，器官勸募不易；而且另一方面，醫學進步讓更多等候者浮上檯面，使得器官移植的醫師吃不消。

於是在一九九〇年，時任台大醫院外科部主任的朱樹勳醫師，遊說政府開放死刑犯器官捐贈，法務部也從善如流，修正「執行死刑規則」，使得死刑犯器官捐贈合法化。從那時候開始，一直到二〇一五年六月九日衛福部在「器官移植作業準則」中明定不得使用死刑犯器官為止，台灣背負了二十幾年的爭議。

為什麼從台灣開放死刑犯器捐之後爭議不斷？因為在原先的規則中，第五條訂下：「執行槍斃逾二十分鐘後，由法場檢察官會同法醫或醫師立即覆驗，對捐贈器官之受刑人執行槍斃，經判定腦死執行完畢，始移至摘取器官醫院摘取器官。」

從第四講中有關腦死的判定準則，相信讀者們可以看出這是法務部「拿石頭砸自己的腳」，因為腦死判定有「機構、人員、方法及時限上」的規定，區區二十分鐘決定「腦死」，不僅不合人道，更不符合法令。

於是我們看到兩個可怕的案例。第一個是一九九一年一月某位死刑犯在執行死刑後，在送往林口長庚醫院的路上身體明顯抽動，於是再度送回刑場補行刑；同年四月另一位死刑犯送至台北榮總摘除器官，發現肌肉與瞳孔反射都還在，所以也送回刑場補行刑，但返回醫院時，心跳早已停止，所以無法捐贈器官。

為了平息大家疑慮，二〇〇二年法務部將「執行死刑規則」裡有「腦死」的字眼改為「死亡」——不過這樣可以「自圓其說」嗎？我想是絕對錯誤的，因為死亡在法律上規定是「心跳停止」，而死刑犯槍擊頭部後送到摘取器官醫院摘取器官時，心臟時還沒有停止跳動，如何符合法律上死亡的定義？

也許有人會問，在太陽穴打一槍，人應該必死無疑，何必斤斤計較於文字？我想有這種觀念的讀者可就大錯特錯，殊不知桃園縣長劉邦友命案裡，那個頭被打一槍的鄧姓議員，目前還不是活得好好的？為了讓大家了解摘取死刑犯器官的殘忍方式，我在此也分享一個自身經驗，讓大家評評理，死刑犯器捐若不是「活摘器官」，什麼是「活摘器官」？

我所面對的主角，是那個被公認為「泯滅良心，十惡不赦」，殺自己雙親百餘刀的林先生。在獲知自己被判處死刑後，他爽快地答應在槍決後做「器官捐贈」，將身上有用的器官，如心、肺、肝、腎、眼角膜等等全部捐贈出來，以造福那些為病魔所苦的患者。

林先生被槍決那天，我是臨時被通知前往北部某家醫學中心摘取心臟，準備替本院一位靠著體外維生器材，命在旦夕的心臟衰竭病患，帶回他重生的希望。我雖已有多次替死刑犯做器官摘取的動作，不過這倒是生平第一次踏入該醫院的開刀房，那裡號稱是全台灣最大，有超過一百間手術室。

原本以為我會在醫院的手術室迷路，但是詢問一位迎面而來的護理人員，向她表示我是其他醫院的「器官移植小組」成員時，答案卻是十分簡單。她告訴我，跟著地上還未完全清洗掉的血跡走，自然可以找到那位林先生所在的手術室。

那位護理人員所言不假，我依循著血跡，很快就到了林先生所在的手術室。只是眼前的景象確實是蠻駭人的——病患所在的手術檯上，有多位工作人員正在搶時間消毒、鋪單，而麻醉科醫師準備了好幾條靜脈輸液管路努力輸血，可以想見病患此時的生命徵象極端不穩，隨時會死亡。

由於還沒有輪到我上場，我偷偷瞄了手術檯上的林先生，在無菌鋪單的後面，他的頭被一團團彈繃壓迫著，腫得有如西瓜那麼大，同時裡面的紗布還不斷滲出血來，汩汩滴到手術檯下。

我問了正在寫著紀錄的流動護士，她嘆了長長一口氣，只說今天陪在林先生槍決刑場上的外科醫師是個菜鳥，所以才造成場面如此緊張與慌亂。

聽他這麼說我大概略知一、二，也可以想像為何林先生會被搞得血肉模糊。因為對於想要器官捐贈的死刑犯在行刑時，會捨棄傳統直接射擊心臟部位的方法，轉而象徵性在他的大陽穴上開一槍。此時死刑犯通常先被打上點滴，由醫師插管進入深層麻醉之中，所以表面上是沒有任何的痛苦，只不過打在太陽穴那一槍，在場的醫師必須要立刻處置，否則後果不堪設想。

對於有經驗的臨場醫師，在子彈射出後，便要立刻用手指先伸進太陽穴的彈孔做壓迫止血，等情況稍微緩和之後，再利用很多紗條去塞住彈孔，接著以彈繃由頭部外壓迫這些塞緊彈孔的棉條，待出血沒那麼厲害，將死刑犯以救護車送到責任醫院摘取器官。

林先生那天遇到的大概是不敢將手指插進彈孔的菜鳥醫師，以至於錯失止血的先機，最後只能用大把紗布壓住他的太陽穴，再以彈繃由外用力壓迫，所以他送到醫院時才會如此驚心動魄，讓大家手忙腳亂，差點讓他無法做器官捐贈。

了解我說的故事之後，我再想說一下國際趨勢。

有鑑於死刑犯變成器官者的情形日益嚴重（尤其是中國的死刑犯，以及活摘法輪功成員及維權人士的懷疑），於是世界器官移植學會在二〇〇八年發表「伊斯坦堡宣言」，明文禁止「器官買賣、器官移植旅行及利用死刑犯器官」，更禁止論文中的統計數字，包含死刑犯的器官，降低各國器官移植醫師對於死刑犯器官的使用。只可惜台灣在二〇一五年才強制修法，符合世界移植學會的精神，其中更加重仲介買賣境外器官的罰則，以及醫師登記境外器官移植病患的義務。

寫到這裡我不想把戰線擴大。但執著於死刑犯是否可以作為器官捐贈者爭議的讀者，我想大家可以去下面網址，看私立六信高中謝晉龍同學所整理的圖表，所以我在此做出下列的感想：

1. 死刑犯開放器捐是不符合國際潮流。
2. 死刑犯器捐不會解決器官來源短缺的現象。就算台灣目前等待死刑的人全斃了，依舊是杯水車薪，和等候者人數仍有極大差距。
3. 死刑犯器捐真的要開放，必須研擬更人道的方法，否則就是「活摘器官」。

謝晉龍同學的討論可以參考下列網址：http://www.shs.edu.tw/works/essay/2015/11/2015111503350273.pdf

第七講

接受器官移植然後呢？

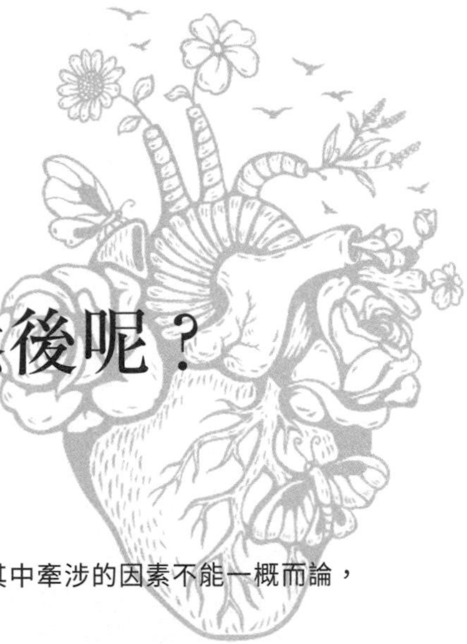

1. 植入等待者內的器官有一定的年限，其中牽涉的因素不能一概而論，但是趨勢是可以預測的。
2. 接受器官移植之後，必須接受「免疫抑制劑（immunosuppressive agents）」的治療，避免植入的器官因為「排斥」而失去功能，當然免疫抑制劑使用也要經常監測，以免濃度過高，造成病患容易「感染」，因此接受完器官移植的病患，是處在「排斥」與「感染」之間拔河，取得一個平衡。
3. 為了達到前述的平衡，除了藥物之外，定期接受植入器官的檢查，甚至切片是非常重要的，否則一個不小心，病患就會因此死亡，故受贈者要有良好的配合度才行。

看完前面六講，相信讀者能了解，器官捐贈與移植是十分嚴謹的過程，但是患者在接受器官移植之後，接下來的生活會像是童話故事般，脫離痛苦的邊緣，過個令人稱羨的日子嗎？答案當然是否定的。

首先，為了確保外來器官可以在身上正常運作，病患必須服用「抗排斥藥」，正確名稱是「免疫抑制劑」，降低身體對外來物的免疫力，以免身上的免疫系統把器官毀了，有人戲稱這是「人造愛滋病」，雖然難聽，卻也是十分貼切的形容。

為了達到藥物良好的效果，病患有時候得服用兩種，甚至三種的「抗排斥藥」，有些藥物只能用病患臨床症狀及醫師的經驗給予適切的劑量，有些則必須時常抽血，以達到有效的濃度。

服用抗排斥藥，病患基本上就是在「器官排斥」與「外來感染」之間取得「恐怖平衡」，藥物太過，患者抵抗力降低，雖然器官保住了，但可能因為一個小感冒喪命，更有甚者，長期服用抗排斥下來，惡性腫瘤及其他莫名其妙的疾病，諸如「卡波西式瘤（Karposi's Sarcoma）」（就是《費城》一片中，主角湯姆漢克斯臉上長的東西），還有一些平常人不容易得到的傳染疾病，如肺囊孢子菌肺炎（pneumocystis carinii pneumonia，俗稱ＰＣＰ）等。

如果抗排斥用得太少，病患自己的白血球會攻擊植入的器官，輕則它的功能短暫受損，重則失去應有的功用，甚至造成患者的死亡，後果不見得會比抗排斥藥用得過「重」來得輕鬆。

前面談到的只是藥物使用，至於如何讓臨床醫師放心？那就必須有一些必要的追蹤手段，以換心病患為例，除了有一定的「非侵入性檢查」外（如心臟超音波、X光片等），「侵入性」的檢查也得定期實施。

例如「心肌切片（Endomyocardial biopsy）」，需要靠熟練的心臟內科醫師自患者頸部大靜脈插入特殊的器材，對右心室較厚的位置取下一些心肌，讓病理科醫師在顯微鏡下判斷，患者植入器官目前的狀況是否屬於「排斥」的現象——這是非常重要的手段，因為有時「發炎感染」或「排斥」的早期現象很不好區別，患者在沒有特別明顯可以區分的症狀下，「心肌切片」才能決定後續的治療方式，到底是「加成」還是「減少」抗排斥藥的劑量。

「心肌切片」絕對不是保證安全的處置，曾經有某醫學中心的換心病人，在切片過程造成心臟穿孔而病喪當下，雖然例子很少，但發生了總令人難以接受，相信其他接受肺或是腎的移植患者，必定也有一些「侵入性」檢查，承擔一定比例的風險。

另外，如果患者接受器官移植的時間夠久，有兩件事一定得面對，一是抗排斥藥的副作用，二是植入的器官有一定的壽命。

抗排斥藥比較常見的副作用是患者易有高血糖或高血壓的可能性，所以活得愈久，可能治療的藥物會愈用愈多。最明顯的例子是長期使用類固醇之後，病患會明顯暴肥、月亮臉、水牛肩等等，因此伴隨「降低血糖」及「降血壓」的藥物是無法逃避的情形。

最後談到的是植入器官一定壽命，以心臟為例，患者因為器官衰老而面臨死亡的風險，依目前世界水準來說，十年的存活率大概是接近六成左右，不像腎臟壞了，回過頭去還可以「血液透析（俗稱洗腎）」，換的心失去功能，除了再換一次也沒什麼方法，但有那麼多心可以換嗎？

總結以上的論述，大家應該可以明瞭，接受器官移植患者之後的生活，也是需要「戰戰兢兢、步步為營」，和等待器官移植相比，沒有比較輕鬆，只是前者表面上看起來像是正常人一般，而後者是如風中殘燭，等待器官移植才有重生的希望，看起來淒苦一點罷了。

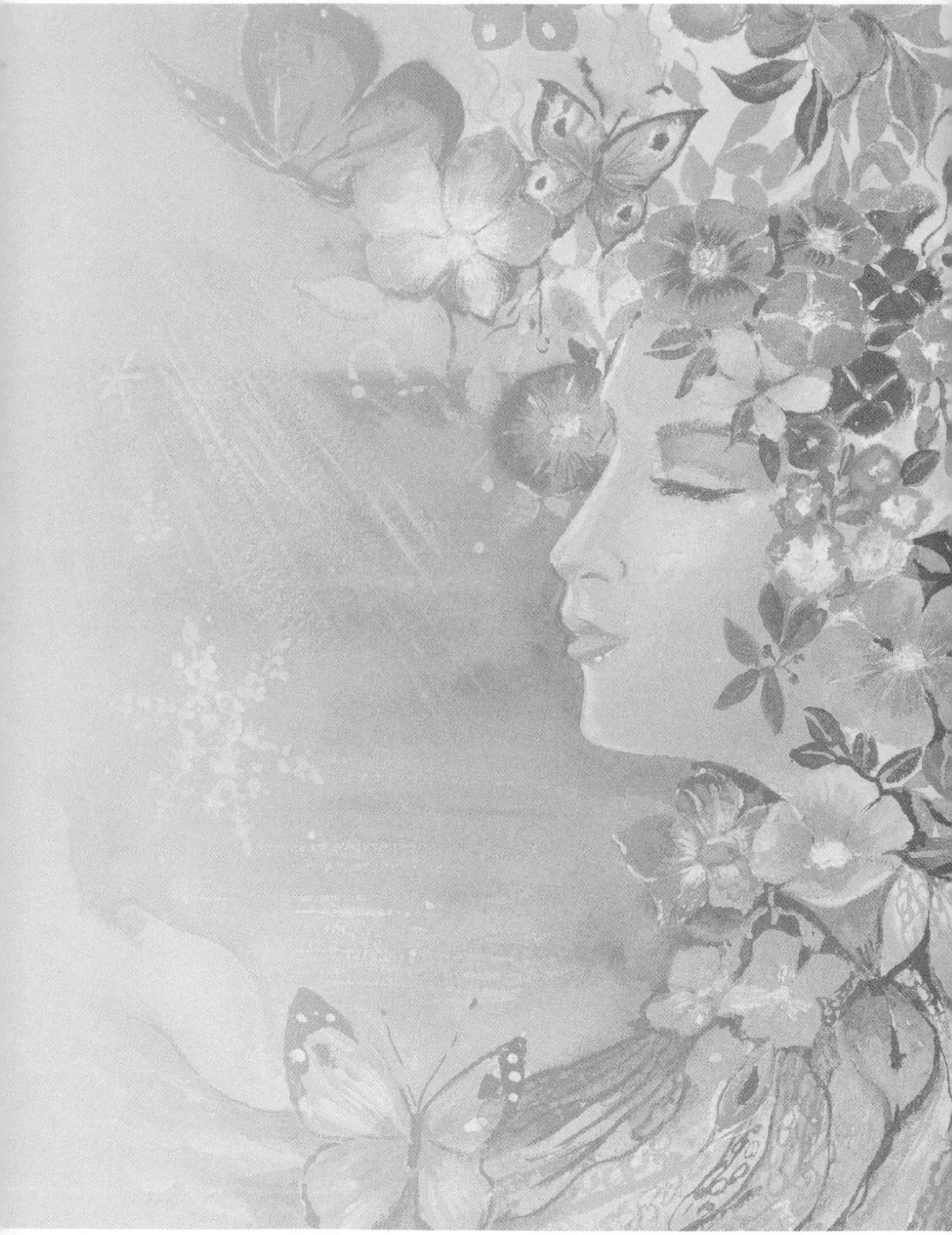

第一部

登場

第一章

被閻王暫時遺忘的人

我的人生與我的家人，好像走進了一條往下的山路，不知道何時才會到谷底，不知何時能往上攀爬，甚至穿過雲層看見陽光？

—— 梁永斌

01 生日的驚奇

二〇〇二年一月份的某日，也就是我們第一位主角梁永斌生日的前夕，好友們群聚在台北市區某個 KTV 為他慶生。熱情的朋友一直不停對著梁永斌勸酒，使得他逐漸有些吃不消，最後待情況稍稍降溫後，他一個人走出店外點著菸，讓微醺及有些燥熱的身體讓冷空氣吹拂一下，求自己能夠清醒一些。

店外有些燒烤架正忙著，梁永斌玩興一起，也想幫自己烤幾串，不過沒有多久，他就失去了趣味，本想回去再和朋友們把酒言歡，但不知為何，他覺得身體有些沉重與疲憊，率性地直接離開 KTV 走回不遠的住處。

他的生日蛋糕其實還沒有拿出來，聚餐中大家一直情緒高亢，但無論如何，朋友們總覺得是最後壓軸才得由他吹蠟燭許願，可惜還沒有到這個時刻，梁永斌就覺得應該先回去休息，連道別也省了。

一般人對梁永斌不告而別的行為，尤其是這種朋友特別為他辦的生日餐會中忽然離席，可能會感到納悶與不解，但了解他們之間的情誼之後，大概不會覺得有所突兀，因為他們好比縱情山水的竹林七賢，只求快意舒坦——切不切蛋糕不是重要，畢竟它只是個象徵的儀式。

回到住處的梁永斌酒意未褪，身體說不上的不適讓他一時之間也無法立刻就寢，於是他看到桌上有一疊散亂的發票，他原本早上要對獎，但為了今天的餐會沒有完成工作，於是就趁睡覺前打發一下時間，看看會不會因為生日受到幸運之神的眷顧而中獎。

梁永斌拿起報紙上的號碼，一一檢視那堆發票，果然沒有過了多久，他發現手中的發票中了幾百塊，所以特別再看清楚幾次，真的是中獎了，他的酒意慢慢消褪，雖是區區幾百塊，但心中卻異常興奮，畢竟對了多年的發票，都沒有得到過如此獎項，覺得生日真的是會受到幸運之神的眷顧。

忽然一種奇怪的感覺從背後慢慢出現，剛開始只覺得寒毛直豎，接著肌肉莫名緊縮侵襲著梁永斌，他試著想深呼吸之後伸展背部，結果另一陣劇烈的疼痛跟著到來，他痛得幾乎無法呼吸，而且伴隨著冷汗直冒。

這種感覺沒有在深呼吸後消失，梁永斌心中有著不祥的預感，趁著自己還有能力的時候，他忍著背部劇烈的疼痛，打了電話給在KTV的朋友，沒有多久，一群人就氣喘吁吁到了他的住處。

此時的梁永斌面色慘白、大汗淋漓、抱著馬桶狂吐，把朋友們嚇壞了，於是在大伙兒的幫忙下，他很快就被送到了仁愛路上的某家醫學中心急診室。雖然年紀只有三十幾歲，但經過一般的抽血與緊急處置之下，情況稍微好轉的梁永斌從值班醫師口中得知他不想聽到的診斷——「急性心肌梗塞（Acute Myocardial Infarction）」。

即使自己心中有百般不願意，緊急心導管的檢查同意書梁永斌還是簽字了，等到一大早就被送往心導管室準備受檢查與治療。身為醫師的我可以跟你說，當時的梁永斌的確是相當的幸運。

急性心肌梗塞發作的當下，根據有關的醫學統計，有可能高達百分三十的患者，第一次表現就是猝死，因為大面積的心肌失去血流供應，除了心臟功能喪失之外，最有可能的是惡性心律不整而造成心臟停跳。

經過多年的研究，目前的醫學常規重視的是「D2B」法則，也是就所謂的「Door to Balloon」時間，意即患者急性心肌梗塞的黃金救援時間，從患者踏入急診室的門（Door）起算，希望能夠在九十分鐘內完成汽球（Balloon）擴張術，打通阻塞的冠狀動脈，避免造成病患死亡，或是產生不可挽回的併發症及失能。

眼尖的讀者可能會發現，梁永斌雖然送到了醫學中心的急診室，可惜其治療的流程並未符合「D2B」的法則，醫師可能有延誤診療的過失？其實這是誤解了。

現今對於「急性心肌梗塞」「D2B」的救治流程，在二〇〇五年才由美國心臟學會逐步推廣，台灣要跟上這潮流，大抵也是近十年多的事，梁永斌二〇〇二年發病時，第一時間當然不可能有這樣好的動員能力，能在半夜送到急診室穩定病情，接著在早晨能夠有心導管檢查，算是完全符合當時的流程，並沒有什麼醫療疏失的問題。

根據醫學研究的第一次急性心肌梗塞猝死率，加上沒有符合日後「D2B」法則治療的梁永斌，能夠安然度過第一次急性心肌梗塞發作，我會說除了醫師的醫術不錯之外，大概他生日那天閻王爺也喝醉酒，忘了叫黑白無常把他收了。

疲憊的梁永斌在心導管室接受了「冠狀動脈汽球擴術」，而且順利將阻塞的血管打通，所以症狀立即獲得改善，心臟功能也在當場恢復到和正常人無異。

冠狀動脈汽球擴術，正確名稱叫「經皮穿腔冠狀動脈血管成形術（percutaneous transluminal coronary angioplasty，PTCA）」，或稱為「氣球擴張術（balloon angioplasty）」，為臨床上運用於治療冠狀動脈血管阻塞的一項重要醫療措施，此項技術於一九七三年由Gruentzig 醫師進行首例的臨床運用。

一夜折騰，加上接受心導管檢查後的情緒放鬆，梁永斌在當天下午才在病房中悠悠醒來，他睜開眼發現家人及女友已經在病榻前守候，詢問之下才知道是會客時間他們就已經進來，一直不敢叫醒他，直到會客時間將盡，看他平安醒了大家才鬆了口氣。

大難不死的梁永斌並沒有激烈的情緒起伏，對於在鬼門關前第一次走一遭的經歷，也不是那麼重視，他面對家人的關心只是充滿歉意，讓他們還得臨時到醫院來探望，絲毫不覺自己很可能在這次發病猝死，再也見不到他們。梁永斌此時只是覺得自己很「帶塞」，慶祝生日沒有切到蛋糕，卻意外得了兩個獎，一個是多年來未得的「統一發票」，一個是「急性心肌梗塞」。

02 卡山

第一次「急性心肌梗塞」發作，雖然沒有奪去梁永斌的生命，抑或是殘留不好的後遺症，但也沒有改變他後來較正常的作息與態度，他只覺得自己的運氣不好，只要好好吃藥，定時回去看門診，大概之後不會有啥大問題。

讀者可能會問我，為什麼梁永斌三十幾歲就發生「急性心肌梗塞」？大抵其重要原因是抽菸與作息不正常，再加上沒有控制好高血脂症。

由於是擔任廣告及活動企劃的關係，梁永斌除了菸癮大之外，他不好的習慣是喜歡熬夜寫文案，認為在夜深人靜，自己才可以靜下心來，不受干擾地完成工作。

當然，熬夜不單只是工作，還有可能與朋友聚會，唱卡拉OK，長期下來自然對身體有不好的影響，「血管早期硬化與阻塞」則是必然而非偶然。

你可能會也會問，為什麼心導管治療沒有讓梁先生誠實面對自己的病情？其實，這主要並非他的個性，幾乎是很多冠狀動脈阻塞患者接受汽球擴張術後的通病，畢竟它並不像「冠狀動脈繞道手術（Coronary Artery Bypass Surgery）」勞師動眾，而且患者需要超過一個月的休養期——透過心導管的冠狀動脈汽球擴張術順利的話，只要幾天的時間，患者可以若無其事地回到崗位繼續工作。

所謂「冠狀動脈繞道手術」就是利用人體內取下的「靜脈」或是「動脈」，將它縫合在冠狀動脈狹窄部分的後面，以解決它「缺乏血流」造成「心肌缺氧」的問題。對一般沒有醫療專業的普羅大眾來說，根本無法在短時間了解個中的含意，如果用水電工修理阻塞水管的用語，那就是「暗管不通接明管」，其中的「暗管」就是阻塞不通的冠狀動脈，而「明管」就是用來「繞過」它阻塞的動脈或靜脈血管。

因此身為心臟外科的我常和心臟內科的同事談到一個截然不同的現象：接受開心手術的患者回到門診通常會比較聽話，深怕一個不小心漏掉了醫師的囑咐；至於那些只有接受心導管檢查、汽球擴張，甚至冠狀動脈被放上「支架（stent）」的病人，每個月到心臟內科回診時，有些人像是「告解」，滿身菸味走進診間，告訴醫師自己總有一天會「戒菸」，會好好聽話——這不是開玩笑，目前相同的劇情還在全國各個門診不斷上演。畢竟接受治療後，患者的態度很多取決於「治療過程」是否冗長、痛苦，還是輕鬆如意。

讓我們再回到主角梁永斌身上，二〇〇二年之後，心臟的冠狀動脈暫時沒有找他麻煩，在身體健康還算不錯的情形下，他不斷努力，終於在二〇〇五年豪賭一把，希望自己的事業達到一個頂峰，變成實力與財力雄厚的經紀人。

他承攬了「北京兒童藝術劇團」來台巡演「迷宮」這齣戲，因為他看了很感動，希望這賺人熱淚的演出也能同樣感動台灣人。事情一開始十分順利，有「金主」贊助，也有位「重量級」的歌星願意當代言人，可惜一連串的打擊就在劇團即將來台灣演出前，發生了令人想不到的諸多意外。

首先是梁永斌的父親健康急轉直下，最後不幸逝世，所以他趕忙回到屏東的老家去處理後續事宜，他以為自己籌畫的事已上軌道，「北京兒童藝術劇團」巡演的事會依應有的節奏進行。

正當梁永斌身處至親逝世的哀痛，另一項沉重的打擊跟著而來，堅強的他接到來自台北的電話，並沒有向弟弟梁永漢吐露什麼事情，只能硬著頭皮離開屏東，趕快去台北善後。

原來他所策劃的演出，不僅是「金主」臨時抽腿，另外「重量級」的歌手也因為曾經在陳水扁總統就職典禮喝國歌而無法為此活動代言，讓梁永斌覺得十分棘手，甚至一度想停止演出。

梁永斌是個重承諾的人，於是最後決定還是要讓該劇團能夠演出，除了證明自己的眼光，也不想因為取消而讓自己背負毀信的名聲。

或許是文化背景不同，加上宣傳不佳，「北京兒童藝術劇團」來台演出是「叫好不叫座」，失敗的苦果全由梁永斌一人獨自承受，他燒光了自己所有積蓄，而且變成一位背負龐大債務的經紀人。

梁永斌自嘲這段時間到他接受換心成功為止，叫做「卡山」，卡在需清償龐大欠款的泥沼，以及虛弱到必須換心的兩座大山之間，人就像筋疲力竭的登山客，在荒煙蔓草中痛苦地尋找出路。

他認為當時心情是：

「我的人生與我的家人，好像走進了一條往下的山路，不知道何時才會到谷底，不知何時能往上攀爬，甚至穿過雲層看見陽光？」

二〇〇六年開始，梁永斌開始努力工作清償債務，大筆款項的債務人知道他的難處，先放緩催錢的步調，於是他熬夜寫文案，爭取任何有賺錢的機會，這樣的形象都讓小額欠款的債務人放心，因為每個月至少都有錢入帳，都會按利息給付，展現十足的誠意。

此時梁永斌過得十分潦倒，常常口袋中只夠糊口的錢，有時甚至房租也付不出來，讓他逐漸萌生結束自己生命的想法，不願再面對日後好像無止盡的黑洞，直到他落魄地在路邊快走以忘記飢餓時，廣告看板上聖嚴法師的話，如同清涼的醍醐灌頂，讓他堅強面對未來：

「只要有一口氣在，就有無限希望！」

當然不是僅有口號，他身邊還有一位共患難的朋友小馬，始終在他需要的時候拉他一把，就在二〇〇六年九月發生的事。

當時下著小雨，拖著疲憊的身軀的梁永斌走在台北市忠孝醫院外面，忽然四年前的感覺又出現，他感到背部很痠很緊，手指指尖刺麻，有些呼吸困難，甚至伴隨著冷汗直冒。

直覺告訴他，「急性心肌梗塞」大概又來了，於是梁永斌順勢走向忠孝醫院的急診室，一進門他就告訴值班的掛號人員，自己應該是「急性心肌梗塞」。工作人員不敢造次，立刻幫梁永斌安排該有的檢查，結果發現他真的是「急性心肌梗塞」。

由於該醫院當時沒有心導管設備，所以他要被轉到其他醫學中心，工作人員要求家屬到場時，他只能想到女友跟小馬。小馬的租屋處也離此不遠，於是很快到達忠孝醫院的急診室，在溝通之後，救護車將梁永斌送到四年前同一家醫院，於是他又接受了相同的處置。

雖然這次的情況沒有二〇〇二年那麼危急，但沒有小馬的相助，恐怕梁永斌就醫的順暢度不會這麼好，他對小馬感恩在心，一直沒有忘記，可惜想找個機會謝謝小馬時，他已經因病去世。

梁永斌告訴我他和小馬之間令人感到驚奇的故事，原來二〇〇九年接受完換心之後，梁文斌因緣際會接受了一次「催眠」，在過程中他知道了自己和小馬有著「前世」的交情。

催眠時的腦海畫面中，梁永斌看到自己原來是唐朝的一個王爺，浩浩蕩蕩引兵討伐叛軍，不料卻中了埋伏，他被人數眾多的敵軍部隊團團圍困住，情形危如累卵。忽然咻的一聲，一隻箭射入了梁永斌的胸膛，即將斷氣之前，他往身旁一看，小馬就在旁邊努力護衛自己，在血泊中奮戰，身上已經受創無數，以致於還不知道梁永斌已經被箭射中。

會寫這段奇異的經驗，並不是我相信這種催眠可以帶出「前世因緣」的理論，而是感受到梁永斌對於小馬在危難不斷伸出援手的感謝，念念不忘這股堅定的情誼，以及不能報答的遺憾。對我而言，這次梁永斌的催眠經驗，與其說是尋找答案，不如說是「安心」的力量，冥冥之中有股力量將他和小馬連結在一起，又交代了該有的原因，讓他心中的石頭可以放下。

這股冥冥的力量，也牽住我和梁永斌的關係，不僅他的弟弟是我的高中同學，因而將他送到我當時服務的振興醫療財團法人振興醫院（底下簡稱振興醫院）治療與等待換心，他接受換心的日子有組數字，算是和我脫不了關係，容我之後詳細說明。

03 轉機中的危機

　　發生兩次急性心肌梗塞之後，梁永斌終於學乖了，出院之後，才真的老老實實把菸戒了，而且儘量不熬夜——償債要甘願，但也必須顧好身體，免得青山不在無柴可燒。

　　正所謂「天道酬勤」，只消一年多的時間，梁永斌的小額負債已經清償差不多，這時候昔日的伙伴成立控股公司，在中國經營及贊助賽車與棒球隊，邀請運動經紀人出身的梁永斌去那裡工作，大額借款債主知道他的實力，也了解他會在那裡有翻身的機會，於是讓他能夠中國與台灣兩地跑，一有薪水便可定時清償債務。

　　敬業的梁永斌，加上其多年經紀人的經驗，很快受到公司股東們的信任，不到一年就晉身「長字輩」的階級，不斷在北京、上海及深圳等地視察車隊或是棒球隊的情況，偶爾休假也會回到台灣。

　　這種舟車勞頓，加上中國北方地區日夜溫差大，以及空氣污染的環境，對患有冠狀動脈疾病的梁永斌而言，並非是很好的工作環境與條件，所以不到兩年之間，「急性心肌梗塞」第三次又找上門。

梁永斌記得特別清楚，那次是控股公司二〇〇八年六月份「長字輩」的聚餐，氣氛非常熱絡，酒足飯飽之後，他就獨自一人回到下榻的飯店，正當想寬衣解帶就寢時，一陣陣劇烈的背痛，蔓延到前胸，很快他就覺得呼吸困難，可惜這次的運氣就沒有那麼好，他打開手機，沒有機會瀏覽，只能挑了上次通話的財務長曾憶樺小姐，用盡最後的力量撥出電話，說了他不舒服之後，就失去了意識。

同飯店的曾小姐接到電話之後，立刻去敲梁永斌的門，結果沒有得到回應，於是她找了工作人員直接開門，發現倒臥在地、不省人事的梁永斌，趕快連絡救護車，並找到其他的同事幫忙將梁永斌送往上海某大醫院急診室。

在這裡梁永斌希望藉由這本書出版的機會，衷心表達對曾憶樺的感謝，沒有她在上海適時伸出援手，以及日後又在中國發病時的奔走與照顧，孤身一人打拚的梁永斌能否活到今日，會是個大問號。

將梁永斌送到急診室的同事們，對於中國急診室的服務非常感冒，因為除了環境不甚整潔之外，和台灣早期的醫院相同，要做治療之前都要先去繳費買藥，醫師和護理人員才會繼續接下來的工作，連梁永斌這種病況危急的患者也不例外。

一行人七手八腳配合醫護人員，繳了不少錢之後，梁文斌這時才被安頓到「重症病房（即台灣加護病房）」，由於他隻身一人在中國，於是同事們通知了他的弟弟，也是我的高中同學梁永漢趕快來到上海探視。

梁永漢隔天一早就買了機票到中國，他能夠順利前往似乎也是冥冥之中安排，因為甚少前往中國的他，最近才被公司指派去那裡市場調查，於是有新申請的台胞證。

到了上海看到哥哥虛弱的身體，梁永漢也是一籌莫展，由於是心衰竭合併肺水腫的關係，他一時三刻也脫離不了強心藥物的支持，梁永漢也不敢貿然提出帶著哥哥返回台灣的要求。

這期間梁永斌逐漸可以脫離強心劑，但是他的主治醫師找了梁永漢，告訴他目前的情況，能夠用當時還有流行的「Batista Surgery」，為梁永斌的心臟做手術，期盼他可以脫離險境，甚至可以再存活一段時間。

什麼是「Batista Surgery」，又稱PLV（Partial Left Ventriculectomy，即部分分左心室心肌切除術），它是一九九四年，巴西的蘭達斯．巴蒂斯塔（Ranads Batista）醫師所發明，主要是為心臟功能衰竭末期的患者，通過切除部分左心室肌肉，減小左心室的直徑，重構左心室幾何形態的方法，除了希望能暫時改善心臟功能外，也為這些患者贏得等待心臟移植的寶貴時間。

要是讀者有關注日本電視劇《醫龍》，劇中所描述的主角天才外科醫師朝田龍太郎，他所精通的就是這種手術。

梁永漢從事的也是醫療相關產業，對「Batista Surgery」雖不甚了解，但至少有一定的概念，網路查到的資料又說明它有一定的死亡率，自然和中國的主治醫師聊起來憂心忡忡，但對方擺明要出院就得接受這種手術才行，甚至用盡各種說詞，以風險太高為由，不准梁永漢把哥哥從醫院帶走，所以和那位主治大夫鬧得有些僵。

最後，梁永漢找到了我，從電話裡描述的病情，我知道他哥哥的病已經不輕，可能因為三次的心肌梗塞之後，心臟不僅擴大而且功能受損到無法用傳統的冠狀動脈繞道手術處理，所以我強烈建議他將哥哥趕快帶回台灣來。

可惜上海醫院的主治大夫堅決不讓梁永斌出院，於是在加護病房中的他，不僅病況得不到應有的照顧，等同每天燒錢。

我的同學梁永漢以前在班上就是位溫柔體貼、瀟灑帥氣的美男子，於是他每天和加護病房中的女總醫師打好關係，最終竟然讓她直接在加護病房中同意梁永斌出院，連主治大夫都沒通知——不是只有「英雄難過美人關」，女生也會因為俊俏男子的攻勢而卸下心防吧！

順利離開上海醫院，梁永漢其實心中還有塊石頭放不下，在搭機回台的前一晚，他先去機場勘查路線，計算從進機場大廳到登機口的距離，他怕哥哥太過虛弱，無法走完這段路，若表現氣喘吁吁，可能哥哥會因為健康因素被機場工作人員注意而阻止上飛機。

從機場回到旅館的梁永漢，立刻帶著梁永斌模擬走上剛剛在那裡算過的距離，發現他可以慢慢走完而不被看出，因此第二天便特別提早到機場，陪著哥哥順利出海關，搭上飛機返台。

回到台灣之後，梁永漢便帶著哥哥直奔我醫院的急診室，接了他的電話，我便立刻安排住院的事宜——梁永漢心中還是期待，希望他的哥哥還有其他的方法可救治，不需要走上等待換心的一途。

04 上海醫院的新奇經驗

故事寫到這裡，有關梁永斌如何回到台灣接受治療的部分已經完成，但有些情形還是不得不說一下，因為我都沒有談到他在上海住院時的感受。

其實在日後他有把這一段日子的所見所聞留下來，讓我可以了解中國醫院特有的現象與規矩，值得和讀者們分享一下，比較兩岸對於醫療服務的認知與價值觀不同之處。

首先和台灣醫院大不相同的，中國的醫院比較不注意整齊清潔的環境，病患守秩序的概念依舊缺乏，生意好的三甲醫院（等同我們台灣的醫學中心），裡面的情況常是鬧哄哄和菜市場一樣，梁永斌所處的二〇〇八年，和我近一、兩年去中國參觀的醫院相去不遠。

另外，梁永漢一直耿耿於懷的就是，中國的醫療總要付錢之後才會開始，即便他的哥哥已經病況危急，所有點滴、強心藥物等等，都必須先繳了費，有收據之後，東西才能使用上去。

或許大家對於前述的情況有嫌惡之情，但我必須告訴年紀輕的讀者，早期台灣沒有健保的情形也大抵如此，住院要先繳一筆保證金，才能有接下來的服務。殊不知慈濟醫院今天有這樣的規模，也是證嚴法師在醫院外看到沒有錢而不能住院的孕婦，在地上留下的一灘血而勸募而來。

我和梁永斌同時感到訝異的是，中國的醫院內幾乎常常會飄出菸味，梁永斌在上海醫院重症病房內，連他都可以聞到濃重的菸味飄散，這在台灣早就是緊急事件，院內警衛早就嚇破膽要將元凶抓到，因為重症病房的患者大都使用濃度頗高的氧氣，稍有丁點火花出現，就會釀成大禍。

我近年也在中國有手術演示，不知為何中國醫生有菸癮的似乎不少，往往於手術演示的空檔，一堆人推開手術室外的大鐵門往走廊的陽台奔去，三三兩兩就會迫不及待勸起菸來。

其次，台灣的醫院對於患者的照顧也比較用心，梁永斌說在中國重症病房住了兩星期，總共也洗了三次頭而已，在台灣症病房的患者，除了每兩小時會主動替他們翻身之外，每天還會由護理人員替他們擦洗一次身體，畢竟這些患者可能身上都是管路而動彈不得，又或是虛弱到不能照顧自己，醫護人員主動服務才能提升品質。

由於可能是自己的虛榮心作祟，覺得醫師高高在上，醫院內其他人對你可得尊敬三分，在中國的醫院內不見得是如此。梁永斌提到的小紅帽（有點像台灣醫院內打雜跑腿的阿姨），可是「職業不分貴賤」，霸道的很，可以任意把患者丟在醫院的走廊不管，也可以套關係走後門，隨便拉個醫生就先替自己帶來的病患檢查，這在台灣一定會被投訴，引發不少的批判。

最後談到的是梁永斌沒談到，但是我覺得是一定要特別提出來的，每次看到中國轉來的患者帶回的病歷，大都是沒有英文的簡體字，對於台灣的醫師來說，確實有些不能適應。

現今世界的潮流，醫學專有名詞都是以英文記載，各國通用的病歷書寫也是以英文為主，尤其中國疾病或檢查又和台灣翻譯多所出入，如「超音波和超聲波」、「冠狀動脈繞道手術和搭橋」等等，指的都是一樣東西。這種當茶餘飯後的玩笑還可以，若是沒有概念去看中國的病歷，有時還真有些「丈二金剛摸不著頭腦」！

所以，我常開玩笑說，不喜歡看英文，一直要求病歷中文化的人何妨把簡體字學好，去中國看病不會有什麼問題，因為醫師寫在病歷上的你一定看得懂。

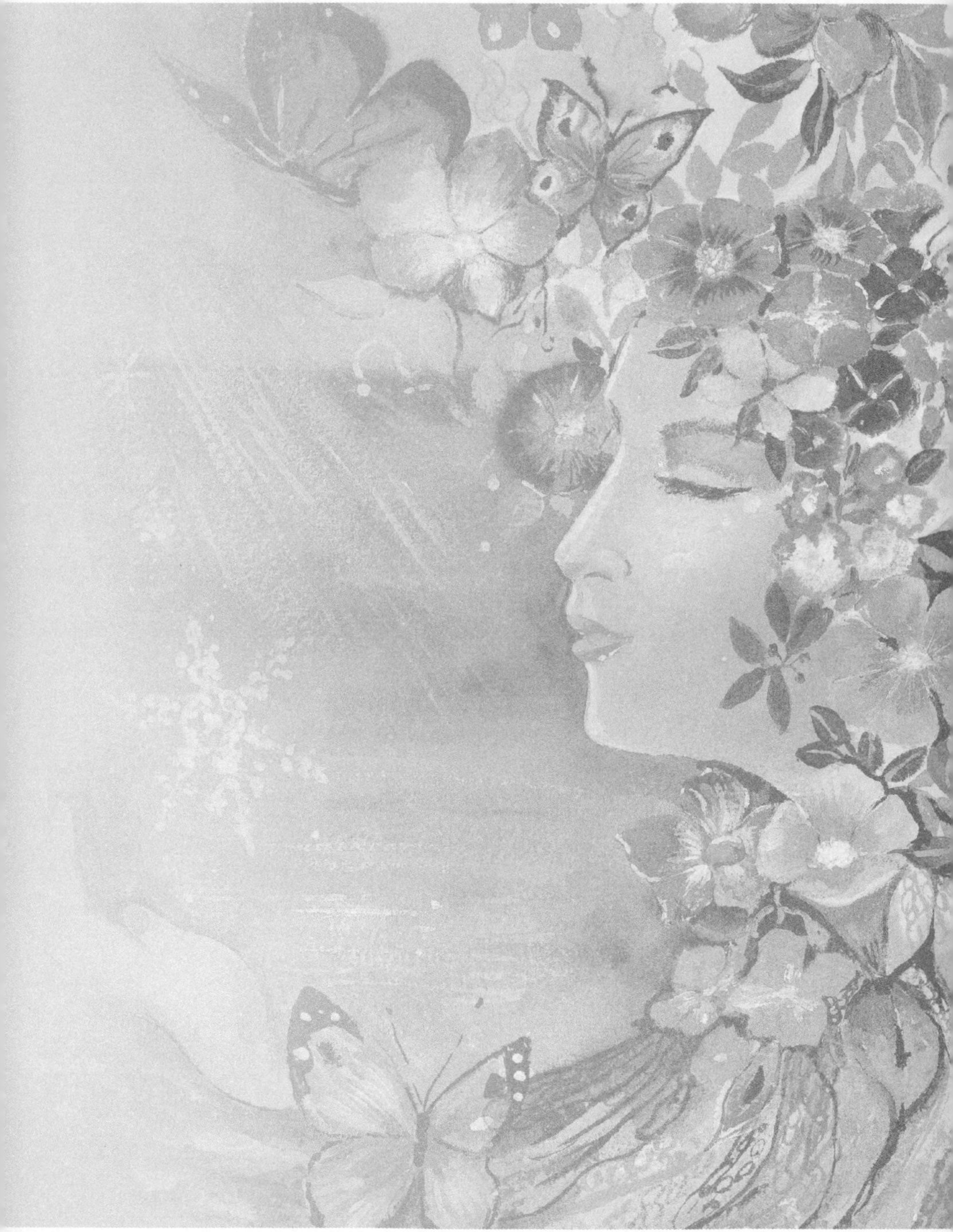

第一部

第二章

A 型人格

我不希望發生這樣的事，但是既然發生了，我一定不要被這隻老狗（指衰竭的心臟）打敗。

—— 姜運祿

01 山難

二〇〇三年六月底，四十五歲的姜運祛和警界同事各自帶著眷屬到雪霸公園旅遊，除了登山健行之外，並計劃當晚下榻山屋，享受山林裡的芬多精。

原本可以直接利用警察人員的身分，在管制哨打聲招呼，不用辦理入山證而進入雪霸公園，但是先到集合地點，個性又一絲不苟的姜運祛覺得，雖然是警務人員更應該知法守法，於是還是繳了錢，辦了入山證。

雪霸國家公園是由新竹縣橫山分局所管轄，當姜運祛領到登山證的時候，看到上面分局長戮章顯示的名字姓林，這才想起竟是自己在警察大學的同學，心中發出會心的一笑，覺得好多年沒見，現在竟調派在這裡。

姜運祛渾然不知，他這個「守法」完成入山證的動作，卻救了他一命，否則他當晚大概已經命喪雪霸公園裡的山裡，不能夠在此分享自己的故事。

當天登山的行程沒有特別緊湊，姜運祛一行人享受山間鬱鬱蔥蔥的景色，以及清新怡人的空氣，逛了有名的神木群，彷彿置人間仙境，享受難得的輕鬆。

在山莊晚餐後，大夥續在餐廳品茶閒聊，姜運祐突然開始覺得背部有些小疼痛，原來不以為意，但因持續不斷，以為自己身體累了，於是先回小木屋休息，但背部疼痛的程度，卻變得愈來愈劇烈，甚至往前胸蔓延，他此時已大汗淋漓，好像淋了一場大雨，而且因為痛得無法忍受，竟倒在地上打滾，頗有一發不可收拾的地步。

在餐廳聊天的朋友們根本沒有發覺異樣，直到姜運祐試著爬出房門，卻不支倒在樓梯間，才被人發現前來察看，才驚覺事態嚴重，呼叫其他人來幫忙，看到姜運祐的模樣，有人趕忙撥出手機想找救護車。

由於夜色已暗，姜運祐處在雪霸國家公園的山屋等待救援，但一般的救護車根本不願意，也不想冒險入山救護病患，做這種吃力不討好，甚至可能是會讓自己出事的工作。

正當眾人急如熱鍋上的螞蟻，七嘴八舌討論著要如何將狀況緊急的姜運祐送下山時，痛得幾乎講不出話的姜運祐想到自己的同學，於是有人直接打電話連繫橫山林分局長，說他的同學姜運祐在雪霸公園的山屋裡，需要緊急救援。

由於情況急迫，最後以警車為前導，領著救護車上山救人。姜運祐依稀記得，開車上山時耗去的時間不知道多少，但救護車下山大概只花了九十分鐘，就被送到山下最近的竹東榮民醫院。

讀者大概猜到姜運祛應該是突發性「急性心肌梗塞」，但他為什麼還能撐到下山呢？原來姜運祛的好運氣不是只有橫山分局的林分局長，當晚雪霸公園的山屋遊客中，裡面有一位護理師，竟隨身帶著治療心絞痛的「硝化甘油（即舌下含片）」，暫時穩住了他病情，才能有後續的動作。

可惜被送到竹東榮民醫院的姜運祛好像被老天爺開了個玩笑，該院急診醫師及設備，都無法處理像他那樣棘手的病例，於是他被轉至規模較大的竹北東元醫院。

由於姜運祛一開始的症狀是劇烈背痛，為了怕有「主動脈剝離（Aortic Dissection）」的可能性，所以他被安排了緊急電腦斷層，卻發現沒有什麼問題，此時抽血的報告回來也證實，他是「急性心肌梗塞」沒有錯。

所謂「主動脈剝離（Aortic Dissection）」，一種複雜而致死率很高的心血管疾病，它是起因於主動脈血管壁的中層因各種原因（如高血壓或結締組織缺陷）受損後，加上血管壁內膜破裂，血流經由內膜的裂孔，進入血管壁中，將血管內膜和中層撕開，而血流可以在此撕裂開的空間中流動，形成所謂的『假腔』。由於『假腔』的形成，主動脈的管腔一分為二，而假腔往往會壓迫所謂的『真腔』，可能會造成身體各處的血液供應不足，形成肢體或腦部的缺血現像，又由於假腔的外圍不是完整的血管壁結構，因此較為脆弱，容易破裂造成大出血或心包填塞死亡。因此緊急及積極的治療是避免死亡的唯一方式。

依據統計，急性主動脈剝離若是不處理，至少五〇％的病人在發生後四十八小時內會死亡，也就是以一小時約百分之一的速率增加，因此診斷及治療是與時間賽跑一般，約七一％的人會在兩個月內死亡，八九％的人在三個月內死亡，而九一％會在六個月內死亡。

折騰了一夜，只有氧氣、嗎啡小劑量的給予之外，東元醫院也限於人力、設備不足，只能在清晨將虛弱的姜運祛轉往北部某間醫學中心處置。

轉到醫學中心的姜運祛依他自己的回憶告訴我，當時的意識還是非常清楚，一般的檢查做完之後，急診室的值班醫師覺得他的病況危急，立即安排了緊急的會診，然後告訴他的另一半，大抵是死亡率很高，給了她十分鐘，似乎暗示姜運祛會九死一生，趕快得交代重要遺言，才好做下一步處置。

遭逢此劇變的姜運祛一點都無法接受現況，但一切又像戲劇般的真實呈現，一時之間在急診室重症觀察區，也不知道該對太太說些什麼，只想起自己還存了多少私房錢，藏在哪裡。有人讀到這或許會笑，但想必當時的姜運祛內心一定百感交集，很多話不知如何啟齒，只想到如何給妻小那一點辛苦藏的私房錢。尷尬的談話說完沒有多久，姜運祛隨即失去了意識，然後開始了一段有如煉獄的日子。

他先被插管急救，依稀還記得似乎被電擊，好像是電熨斗燙在豬皮上的感覺，等到醒來之後，發現自己四肢遭綁，全身插滿管子，痛苦難耐。

他是接受緊急心導管檢查，發現心臟三條主要冠狀動脈，其中兩條已經完全阻塞，另外一條也有百分之八十的狹窄，單純用汽球擴張或裝上支架已經無法救治，於是他被放置了「主動脈汽球幫浦」並會診了心臟外科。

所謂「主動脈汽球幫浦（Intra-Aortic Balloon Pump，縮寫成ＩＡＢＰ）」，是由患者的股動脈置入暫時的維生裝置，它的組成是一條長條型的汽球，藉由幫浦打氣讓它充氣或洩氣，可以減輕左心室血液輸出的負擔，讓心臟休息，期待心臟功能可以恢復，或者爭取時間，可以進行下一步治療的機會。

可是會診的結果令姜運祛與家屬更是一種打擊，心臟外科醫師告知，由於心臟肌肉大面積梗塞，造成心臟功能嚴重受損，若是只有「冠狀動脈繞道手術」治療，可能無法渡過難關，甚至會死在手術檯上，可能還是得考慮「心臟移植」，於是他由心臟內科加護病房轉至外科加護病房，準備要做換心前的評估。

姜運祛知道之後，心裡不斷吶喊：只不過是去爬山，看看神木，怎麼會搞到現在這個田地？老天爺真的是不允許天空常藍、鳥兒常鳴、花兒常開嗎？人生竟是如此無常？自己才四十五歲英年，難道要由雲端直接跌落谷底？

近乎絕望的情緒，加上聽到主動脈汽球幫浦在體內發出乒乓運轉聲，以及插管、限水、抽痰等等折磨身體的治療，無法忍受一直躺在病床上的不便，覺得自己沒有尊嚴和人格，姜運祛發生了嚴重「瞻妄症（delirium）」。

瞻妄病即俗稱的「加護病房症候群」，我常會向家屬解釋，是因為病人住在加護病房的壓力太大，又沒有日夜差別，身體的活動限制，造成患者對時空、環境認知誤差與意識混淆，簡單地說就是「精神崩潰」。

姜運祛瞻妄嚴重的時候，宛如化身「機器戰警」，八十七公斤壯碩的身軀，需要四名以上的醫護人員強力壓制，才能阻止他扯斷束帶，拔除點滴及企圖抽掉呼吸管的「自殘」行為。

性命垂危的他不知道，家屬親友都十分關心他，有位大學的要好同學去內科加護病房探望他，發現病床已經空了，以為姜運祛已經被送往太平間，當場悲從中來、嚎啕大哭，經告知他被送往外科加護病房，這才破涕為笑。

02 前衛派

在還沒有往下介紹姜運䓁的故事，我覺得有必要向大家介紹他這個人，有人尊稱他是台灣「交通事故處理之神」，或是「祖師爺」，因為他處理的交通事故可說是台灣最多，上過他的課的學生包含法官、檢察官、警察、保險、運輸相關從業人員等等不計其數，所以他的專業「重望碩德」，目前警政署處理「交通事故」的表件與規範，許多都參考他的著作，甚至直接引用。

不管「神」或是「祖師爺」的稱號，理論上都是已經去世，抑或是照片掛在牆上讓大家瞻仰膜拜的人，在這裡我寧願用藝術界用語「前衛派（Avant-garde）」，或是「先鋒」來描述姜運䓁這個人，正因他的參與，台灣許多交通事故處理的準則與專業，逐漸被按部就班建立，一切蒐證程序以事實、證據為依歸，儘量建立各項SOP標準作業程序，擺脫以前警察那種處理交通事故往往是「師父帶徒弟」，甚至「被撞是對，撞人則錯」、「大車撞小車，大車就有錯」、「小車撞行人，小車要倒霉」等似是而非的概念與做法。

聽起來姜運祛似乎很「威」，事實上也的確如此，首先我就說個故事，讓大家知道他務實、科學求證的過程，協助一位華僑的危難。

主角是位美國華僑，在當地因為酒後駕車而涉入一件撞死人的疑案，面臨警方的起訴，他的太太返國打聽，最後找到姜運祛的協助。

透過事發現場照片研判，姜運祛發現那住華僑的車子引擎蓋受損，研判那位被撞死的行人是從高處墜下撞車，案件會離奇的緣故，在於駕車人深夜開車又喝茫了，精神混沌之際，根本搞不清楚自己如何肇事。

這起「駕車肇事致死」的案子，最後經美國警方調案證實，對方是自快速公路上的高架橋跳下自殺，就這麼剛好，恰巧墜落在這位華僑的引擎蓋造成凹陷。姜運祛以專業知識解開這個謎，讓駕車的華僑洗刷冤屈。

一九八一年，從警察大學交通系以第一名畢業的姜運祛，分發到台北市交通大隊任職，他的第一個職稱是第三分隊的分隊長。當年交通執法及其事故處理，甚至分隊轄內死亡的交通事故，他都第一線趕赴現場處理，各項調查處理紀錄，也是一定自己親自蓋章處理。

為什麼他會如此執著？除了個性之外，他所醉心的是當時台灣還未建立完善制度的

「交通事故處理」，而它只是交通系中比較冷門的部分，大家比較看重的是交通的流暢疏導及安全防制上的執法作為。

在姜運�就讀警察大學的時期，交通事故處理的中文教科書極少，授課老師多以黑板描繪講述，姜運�不知為何特別喜歡這個學科，以至於上課中筆記做的非常詳實，他有時會在上課中秀給學生看這老骨董及在校所畫第一張正式現場圖處女作，不是為了炫耀，而是告訴他們現在比較幸福，不只有教科書，連網路都可以找到相關的資料供參考，更重要的是上課要專注、用心，不要老是滑手機、打瞌睡。

一九八三年姜運�調至第十分隊，當是也是「交通事故處理小組」，負責台北市各交通分隊現場處理案件的審核、肇事原因分析的工作。對他可說如魚得水，更能一展長才，學校研究的理論得以和實際工作結合，讓他鑽研的「交通事故處理」專業知識，能夠更踏實地貢獻，也因此他在每件案子肇因分析定案蓋章前，一定會問著自己：「我蓋這個章的依據在哪裡？有沒有足夠的證據支持我的論點？」

一九八四年由於在工作上表現傑出，姜運祜獲得警政署遴選，派至美國北佛羅里達大學警察交通管理學院進行專題研究，舉凡肇事現場重建、高等交通事故處理課程等，都有更深入的涉獵。對他而言，雖然只是短期研究，不過卻沒有一般人抱著「鍍金」、

「出國玩」的想法，也沒有被佛羅里達閃亮充足的陽光所融化，只想見識美國地大物博的風光，他反而以不同的態度面對。

只有十六個學分的研究對姜運祜而言是太少了。所以他一下課就往圖書館蒐集交通事故的相關資料，或者是往所長的辦公室跑，不過當時並非是討論功課，而是去抄下所長書架上有關交通事故處理的原文書書目，將它們竭盡所能買到，花了一大筆錢以海運送回台灣，這也是他日後能勇猛精進的泉源。

這也無怪乎在一九八五年時，不到三十歲的姜運祜就受邀擔任法務部司法官訓練所「交通事故處理鑑定實務」課程的講座教官。面對台下來自各菁英大學的未來準司法官，誰會相信只有警察大學資歷的他有此能耐？結果事實證明，他不僅得到眾人的信服，而且還開啟日後不斷講學、教授交通事故調查處理的專業知識，成為我口中的前衛者，為日後相關制度建立的先鋒。

03 其介如石

在台北市交通大隊待了五年，姜運祐因為升遷的關係，最後被分派至台北市警局人事室的系統：這種必須參酌法令，凡事力求公正、公開與公平的職務，對凡事一絲不苟的他，也是一種發揮。

心理學的定義有一種人格特質叫「A型人格」，我覺得某些部分還符合姜運祐的個性，關於這點，他在日後寫到自己在換心前的行為時，就自己承認說：

「我是個個性常急躁、嚴肅不苟笑、凡事求完美、工作壓力大、作息不規則、飲食重口味、不愛做運動、體型極肥胖、三高皆俱足、有家族病史、又輕忽健檢，標準型等著心肌梗塞找上門的人。」

所以這種凡事力求完美的A型人格，工作的態度往往會帶給別人不少的壓力，姜運祐的學妹蕭警官在日後於北市《警聲雜誌》中，就記錄了她與姜運祐一開始的互動，讓人看了不禁莞爾。

蕭警官於八十三年十一月，調到台北市警局的人事室「任免股」，對她而言，這項職務為難之處有二：一是自己當時正挺著五個月身孕，每天常常想打瞌睡，二是人事業務還在入門階段，面對人人口中那位「表情嚴肅、態度認真、眼神銳利、罵人爽快」的任免股姜股長，菜鳥的她不是自投羅網，死路一條嗎？

由於怕被修理，於是常在姜運祛上盥洗室，或是有事暫時離開座位時，蕭警官才敢將自己的公文放到姜運祛桌上公文堆的最下層，祈禱他看到最後一件公文時會比較累了，最好是剛好有公務電話，就隨便蓋了章過去就可以矇混過關。

可惜事實總與蕭警官想法相去甚遠，姜股長坐了一整天還是頭腦清楚，除了休假日或是上課日外，他根本不會請假，而且把每一件經手的公文，都看得非常仔細，根本沒有打混的機會。

因此，當蕭警官被姜股長點名時，好似準備聆聽法官的判決一般，從座位走到姜股長短短的距離，心頭撲通作響，一句「報告股長」都說得唯唯諾諾，非常小聲。

「別緊張，我又不會吃人……」

蕭警官這時才暫時卸下了心中的緊張，但是看到姜股長手中批閱她主事的公文時，心情又沉了下來，原來上面已是滿江紅，不過他卻沒有半點責怪，反而苦口婆心提醒，這句話有語病改一下，這法令修過了你要再去翻一翻，這樣改會不會比較好一點？

最後蕭警官經過姜運祜的磨練之後，開始發憤圖強努力斟酌字句，勤翻法令，被點名的次數愈來愈少，所以滿懷感謝說，如今個人幸運的還能寫兩個字，姜股長是個中關鍵的人物之一。

不要以為如此龜毛，姜運祜會處理不完手邊的工作，事實上，有關人事的業務他駕輕就熟，只有空下的時間，才能行有餘力，不僅能夠持續在警專、司法官訓練所及應邀至各機關、學校教課外；更重要的是，也能在辦公時間外，研究交通事故處理的專書，或是現場圖、案件資料等，從不在座位上沒事喝茶看報，或和不相干人等打電話閒話家常。

最讓蕭警官感到意外的是，姜運祜即便業務繁忙，還是會抽空去校園宣導交通安全概念，而且是到蕭警官兒子就讀的國小。

原本以為是無聊的課程，但是蕭警官見到講台上的姜運祜以活潑生動的肢體語言，及淺顯易懂的案例獲得台下小朋友家長們的笑聲連連、掌聲不斷，顛覆了蕭警官平時的刻板印象，更加佩服自己的學長。

在人事系統因為表現不錯，姜運祜原本在一九九七年有個升官的機會，不過個性耿介的他，卻和新調任的上級長官有所齟齬，最後兩相平衡之下，他調任至台北市政府警察局交通大隊早已擴編的事故處理組組長，而且一直待到二〇〇四年因病傷殘，遭國家命令退休為止，二線三星的主管官階掛了十五年，一直沒有改變。

我在訪談中，沒有詢問姜運祜是否後悔過，但是我覺得，他個人的損失或許是全民之福，從一九九七年到二〇〇四年之間，有幸被他處理過的交通事故，想必都會有比較令人滿意的結局；同時也因為他在自己最專長的領域不倦的努力教課、出書及演講，播下很多正確觀念的種子，培育了很多專業人才，也參與國內交通事故處理專責化制度建構，對提升國內交通事故處理品質，提供重大貢獻，也在二〇一八年台北市政府交通局成立三十週年慶時，獲市長頒發傑出貢獻獎。

如同《共悟人間》一書作者劉再復在書中所言：

「每個作家、詩人都會有一個他們所熱愛的世界，這個世界屬於自己，是作家自己構造的精神王國，這是人間的權勢、錢勢及氣勢不可侵犯的王國，這個世界是空的，因為它排除了現實的一切妄念和慾念，但正因為是這樣，這個世界騰出最廣闊的空間，容納你真心喜愛的一切，所以容納你的希望與期待，你的本質與本然。」

我的心中有個這樣的世界，姜運祜應該也有，只不過他的世界比我宏大，他用的執著、熱情及不悔的付出影響他所處的世界，雖然他說離自己的理想還有一大段的距離，自己不過是「狗吠火車」，但我認為不是，或許可以類比努力是「狗吠」，但每吠一次，火車的 Size 已經逐漸縮小，有一天會和姜運𥚃等同大小，終究會為他停留暫駐。

04 受苦即是消業障

在北部的醫學中心外科加護病房總共待了十九天，姜運祜的狀況始終無法有效好轉，當然也等不到心臟移植的機會，只能無奈地躺在病床，心情是任人宰割的無奈與徬徨無助，尤其之中又承受了幾次電擊施救，甚至有身體輕飄飄、類似靈體出竅的瀕死經驗，不過他並沒有顯露出內心的恐懼，心中除了惦念結縭多年的妻子之外，還有他念念不忘的交通事故處理的知識傳承，祈求上天可以讓他多活幾年。

所以姜運祜用無比的意志面對各種挑戰，對各種治療也坦然接受，並不停在心中告訴自己「難行能行，難忍能忍」、「吃苦就是消業障」的道理，再苦、再痛頂多皺眉、咬牙、挺胸，絕不在醫護人員與家人面前呻吟一聲，就算期待有奇蹟降臨，也需要自己一大部分奮鬥不懈的配合。

他將自己脆弱不堪的心臟，比喻是隻拖死狗，一隻年事已高無力動彈的老狗，也是一直想打敗自己的老狗。因此不斷鼓勵自己道：

「我不希望發生這樣的事，但是既然發生了，我一定不要被這隻老狗打敗。」

至親好友多人前來探視，後來他及家人接受熱心的朋友建議，輾轉來到振興醫院由魏崢醫師收療，期盼經過他的照顧，能有奇蹟出現。

姜運祛剛轉到振興醫院，我也在場。看到大陣仗的醫護人員（因為他身上還置放著主動脈汽球幫浦），抬著一個龐大的身軀（當時也有八十七公斤重）直接入住加護病房裡面，心想這患者遭逢什麼危難？

仔細和魏崢老師看著姜運祛，由轉院的病歷摘要判斷，他大概非得藉著「心臟移植」的方法，才能延續壽命，獲得重生的機會，只是已經在他院等了十幾天了，在振興醫院等機會其實也沒有比較高。

透過醫療團隊的評估，臨床的數據顯示，姜運祛的心肌壞死的部分，似乎有些部分仍殘存的功能，讓魏崢醫師覺得利用「冠狀動脈繞道手術」，可以將這些心肌細胞喚醒。前述的情形我們學理上叫做心肌的「冬眠」現象，由於冠狀動脈血管阻塞造成心肌梗塞壞死，有些心肌並沒有完成失去功能，它只是暫時停擺，如同動物界的「冬眠」現象，要是有血液靠著「冠狀動脈繞道手術」重建血流，搞不好可以恢復其梗塞前的功能。

可惜這種「冬眠」的現象不見得會發生也不好判斷，即便依目前精密的儀器的結果來判斷，也不是有十足的把握，尤其冠狀動脈的繞道手術也是個大工程，往往虛弱的患者還未得到術後的好處，就會因為手術的併發症命喪開刀房內。

另外，姜運祜的病情時好時壞也是左右魏崢醫師決定的主要因素，所以他又在加護病房中待了十四天，在等有人捐贈心臟的渺茫希望中，辛苦地活著。

期間姜運祜又遭受了嚴重心律不整而被電擊兩次，可謂苦不堪言，最後，為了避免那些可能有殘存功能的心肌細胞也壞死，魏崢醫師和家屬討論之後，決定放手一搏，看看「冠狀動脈繞道手術」是否可以替姜運祜多爭取點存活的時間。

想當然爾，姜運祜的手術是在挑戰醫師的技術與耐心下痛苦完成，耗時比一般換心的手術還多，他的心臟功能是有回來一些，但仍不足以完全面對手術後的艱難挑戰，因此又在加護病房住了一段很長的時間。

第一個面對的關卡是術後死亡率高達百分之六十以上的肺炎，原因是虛弱的姜運祜無法有效咳痰，再加上加護病房的環境，因此讓他的呼吸管插了一段時間，最後在感染得到控制才算脫離了險境。

姜運祜回憶那段日子最怕就是抽痰，無論護理人員再怎麼溫柔，用抽吸管伸入氣管內管抽出蓄積的口水或痰液，彷彿喉嚨遭電擊，不由自主的發出哀號。

其次是插管裝著呼吸器，尤其在意識清醒，呼與吸之間的節奏不能與機器配合，感覺吸不到氣，手腳又遭綁住只能一直搖動床架求救，有口難言的痛苦，心中只能用一個「恨」字形容。

第三件也是一直到現在仍令人憂心的是打針注射點滴，由於他的病程拖了很久，再壯碩的身材再好的靜脈血管也都被破壞殆盡，他從八十七公斤變成五十七公斤，打針也是充滿挑戰的工程，每次都要勞師動眾找技術最好的護理長忙一陣，然後不到幾天，故事又得重演一遍。

住院期間又適逢SARS肆虐，姜運�很心疼另一半冒著風險，幾乎是寸步不離的守候著，把醫院當成是住家，深怕姜運�在她抽腿暫時離開時，可能有三長兩短，見不到他最後一面。

每每想到此，姜運祇就充滿鬥志，不在太太面前表現出脆弱的一面，最終透過他自己與醫療團隊的悉心照料之下，他在住院兩個月後返家療養。

姜運祇自述當時是「雙腋凹陷、眼窩內縮」，整個人只剩皮包骨，身體乾癟如活僵屍一般，出了院心情還不是特別快活，畢竟這段時間的艱苦、驚恐、折磨與辛酸，實不是為外人所道也。

他並不知道，離他二〇〇九年換心前，依然有不少挑戰與磨難等著他，此次的出院並非終點而是起點，是開始而非結束，但是我們可以期待，如鬥士般，又有A型人格附身的他，走的路和別人也不一樣。

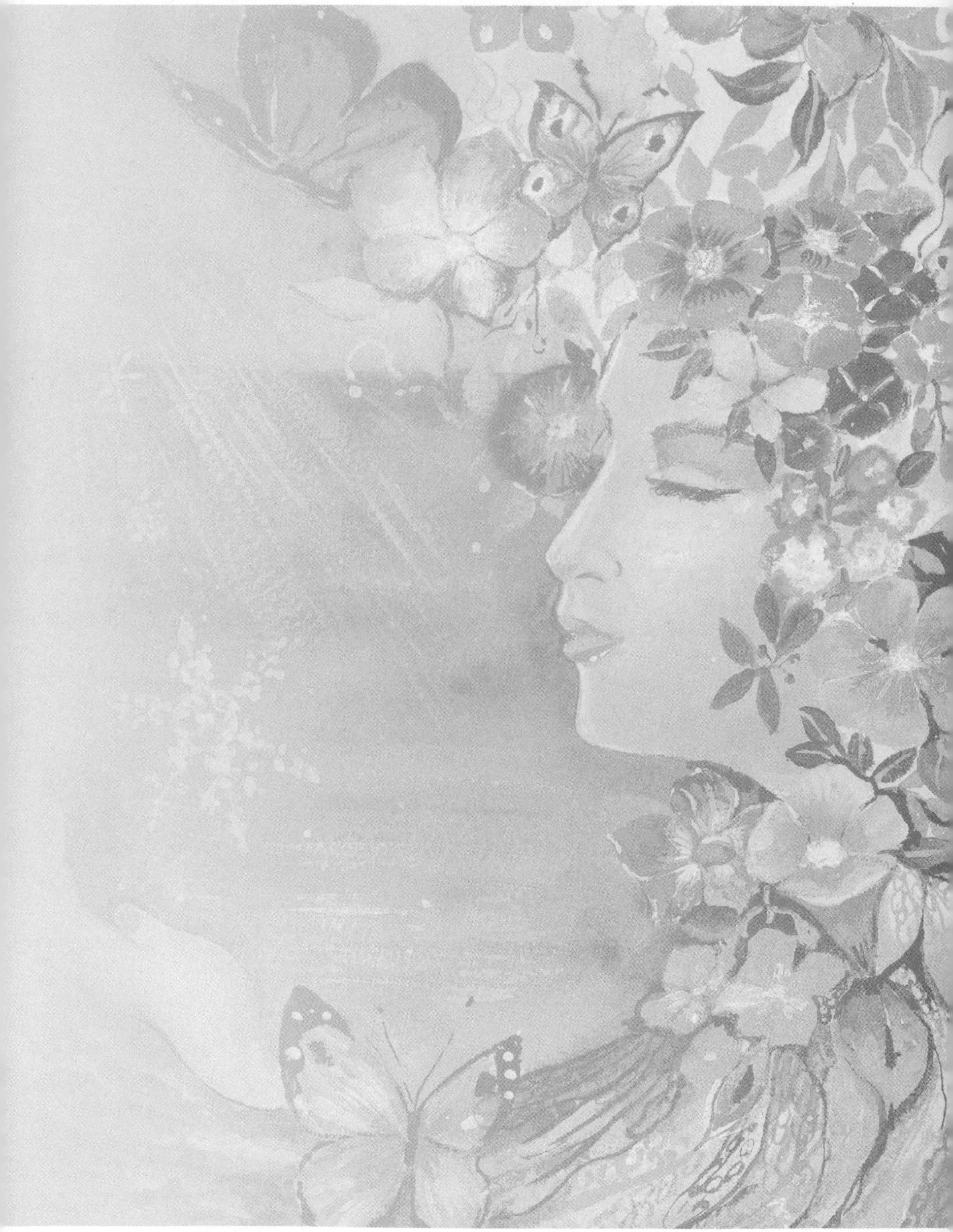

第一部

第三章

上帝呼的巴掌

我相信明天一樣會有陽光出現。

—— 李金祥

01 OHCA

OHCA（Out-of-Hospital Cardiac arrest，到院前心肺功能停止）。

二〇〇七年三月中早晨，家住中和的李金祥依慣例要出門慢跑，臨行前他忽然心有所感，搖醒在睡覺中的老婆，溫柔地說道：

「老婆，下輩子我們還要繼續做夫妻啊！」

「你幹嘛今天這麼浪漫？有鬼……」

雖然語氣有些懷疑，但睡眼惺忪的她還是滿足地笑著，然後示意李金祥快點出門運動，因為她還想賴床一下。

整裝出門的李金祥心頭有些怪，但也說不上來哪裡怪，於是簡單在家門前拉筋幾分鐘後，便順著平常運動的國小操場方向慢跑而去。

李金祥的怪大概來自一年多前父親喪禮的那位道士，他為了找出家族中哪位成員去喪禮會被「沖煞」到，於是逐一檢視李媽媽給的八字，看到李金祥時，他忽然眉頭一皺，趕忙掐指一算，憂心說道：

「這個人明年春節後、清明之前會有大事發生，要小心身體健康！」道士煞有介事說著，李金祥也被媽媽叫到身邊聆聽著，雖然大家心中有著疙瘩，但父親的喪禮比較重要，這件事搞不好是那位道士想再撈些外快，胡亂說一通，所以慢慢被淡忘了。

這一年多，過得還算順遂，只不過在農曆過年前，李金祥身體起了些微的變化，讓他在擔心健康之虞，忽然想起去年道士的那些交待。

雖然維持著規律的運動，但是李金祥最近的體重開始上升，而且肚子明顯大了起來，他以為是為了生意往來，過年應酬太多，和顧客吃飯沒有忌口所導致，可是農曆過年後，這種情形還是持續著，讓他的運動量不得不因此加大了。

李金祥是高血壓和高血脂的患者，平常是控制得宜，不過以他不到四十的年紀來說，似乎還有些早。但我知道最可怕的不是這些，而是他常年為了生意而有菸癮，到現在為止，每天都得抽一包半的菸，已是心血管疾病的高危險群。

不過令李金祥不安的是，體重上升除了讓他運動時的耐受力變差之外，如果運動的時間稍久一點，有時還會伴隨短暫的胸悶，他沒有特別在意這種悶的不適，因為隨著運動強度加大，它逐漸會消失。

「要努力減肥，不能不忌口了！」這是李金祥最近一直在心中勉勵自己的一句話。

他慢跑著繞著小學的操場，此時雖然是大清早，但已經有很多年紀大的阿公阿婆在快步運動，像他這般年紀的人很少，算是運動人群中的異類，他並不知道丈母娘也在運動的人群之列。

等到覺得暖身夠了，李金祥就開始大步快跑，這是他最覺得痛快的部分，因為不消多久，他就可以享受大汗淋漓後筋骨的鬆暢，以及心肺完全的「開機」。

才跑不到兩圈，他竟然開始一陣劇烈胸痛，然後呼吸困難接著襲來，沒有多久就不支倒地，臉朝下像「狗啃泥」的姿勢趴著。

由於事發在跑道轉角的外圍，一開始大家還以為是某位醉漢亂入校園，把這裡當成是床，體力不支倒下呼呼大睡，但隨著時間過去，加上李金祥躺的姿態十分詭異，終於有位先生去用力搖他。

此時的李金祥並不是全然無意識，只是因為胸痛造成呼吸困難，吃力地做最後掙扎，連移動自己的氣力都沒有，於是那位搖他的先生稍稍喚醒了李金祥。

「我的口袋裡有電話！」這是李金祥之後唯一記得的話。

發現躺在地上的李金祥有異狀，於是熱心的民眾有人打電話報警，也有人掏出他口袋中的電話，希望可以利用它找到李金祥的家人趕快來，但前幾通都沒有人接。

救護車還未到之前有警察先來了，他拿起李金祥的電話找出老婆的位置，然後撥了電話找到她，結果李金祥的老婆被這麼早的電話叫醒，還以為是「詐騙集團」，直到警方大聲嚷著「是你老公忽然在XX國小倒下」等語，她才慌張地趕到。

可怕的是李金祥的丈母娘看到女兒前來才驚覺，根本沒有發現在操場上快走了兩圈，從李金祥身邊通過還不知道是女婿忽然倒地不起。

救護車這才來到現場，將人要送去最近的專責醫院急救，因為他的氣息微弱，意識不清，李金祥的老婆覺得丈夫的病情一定十分嚴重，堅決要消防隊員將他送往路程較遠的北部某醫學中心，在短暫的商量之後，李太太簽下切結書，救護隊員才願意將他往別的醫院送。

李金祥的運氣很差，由於正值上班的尖峰時間，護送他的救護車竟然還有段時間卡在橋上動搖不得，多花了近二十分鐘才將他送到急診室。

根據事後和老婆談到當天的時間，李金祥發現他倒下開始算起，從國小操場被送到該醫學中心的急診室，大概花了近一個小時的時間，這對一個心血管急重症的患者而言，花掉重要的黃金救援時刻。

在救護車的李金祥其實狀況很差，血壓幾乎快量不到，呼吸次數也愈來愈緩慢，於是在送抵急診室之後，救護員還沒有時間和檢傷分類站打照面，直接將李金祥往重症急救區送，不容再浪費分毫時間。

醫護人員開始替李金祥裝上生命徵象監視器材，帶頭的護理人員發現他已經沒有氣息，血壓也量不到，心電圖也是致命的心律不整，她隨即喊出：

「是OHCA！大家快來……」

於是心肺急救啟動，電擊也立即施予，不過李金祥沒有知覺，連正在掛號的老婆也不知道，他正在和死神搏鬥，性命危在旦夕。

02 無效醫療

李金祥慘烈的狀況還不只如此。

由於是俗稱「到院前死亡」的患者，在急診室重症區受到了特別的待遇，除了電擊之外還有插管，CPR（即心臟按摩）等等，尤其他對於強心劑的反應愈來愈不好，因此就在當場被置放「葉克膜（ECMO）」。

葉克膜是「Extra-Corporeal Membrane Oxygenation」的縮寫組合ECMO，適切的翻譯叫做「體外膜肺」，以簡單的術語來說，就是一台簡易型的「心肺機」，它可以提供暫時心肺功能支持，讓醫療團隊有時間能找出救治病患的有效方法。另外，它還有一項重要的功能是做為等待心臟移植患者的支撐，像「搭座橋」等到有心臟可以移植時的後援，爭取時間讓患者不在等待中虛弱而亡。

不過，還有棘手的問題未解，原因是該醫學中心當天的心導管檢查排的滿滿，而且李金祥的病況往心導管室送有相當的風險，所以當天值班的心臟科主治醫師決定，就在急診室用移動的X光機（俗稱C-arm，以其形狀像英文字C而來），替李金祥做心導管檢查，至少先確定他是「急性心肌梗塞」造成的心肺衰竭，還是「急性心肌炎」使得他心臟功能驟失，兩者的臨床表現都是猛爆型的心臟快速失能，但治療方法不同。

工具雖簡陋，值班的心臟內科醫師還是克服萬難將心導管檢查完成，結果顯示李金祥的三條冠狀動脈都有嚴重的阻塞，而且心臟功能受損情形讓它收縮指數低下，以汽球擴張伴隨支架打通冠狀動脈無法完全解決問題，於是心臟外科值班主治醫師被召喚來會診。

李金祥透過老婆事後的回憶，當時幾位診治的醫師口徑都一致，他的情形是九死一生，能暫時保住性命已是很令人意外，接下來的治療雖然他們沒有說，但都是充滿濃濃的「死馬當活馬醫」的感覺。

被會診前的心臟外科主治醫師說的也是很保守，彷彿不做什麼李金祥是死路一條，但如果搏一搏做「冠狀動脈繞道手術」，大概還有一些挽回性命的機會。

李金祥的老婆雖然受到驚嚇，心情儘管忐忑不安，還是在聽完解說之後，勇敢地簽下手術同意書，她相信自己的老公有很頑強的生命力，不會在這次的病魔打擊下而潰敗，上天會保他渡過難關。

可以說驚濤駭浪，李金祥的緊急「冠狀動脈繞道手術」在值班主治醫師的努力下完成，不過他因為手術前經過一段不算短的急救時間，以至於除了心臟功能還無法恢復，順利脫離葉克膜的支持外，意識更沒有完全清醒，尤其之後更持續高燒，使得情形更加複雜與難處理。

術後的第三天，李金祥似乎有些清醒，他的老婆記得很清楚，李金祥似乎有話要說，但由於身體十分虛弱，生命徵象不穩定，所說的話感覺是囈語，根本聽不清楚說的是什麼，讓家人的心都沉到谷底。

這段虛弱的時間李金祥僅記得，自己非常疲累，眼睛睜開看到的都是十分奇怪的景象，是個混沌的環境，甚至有骨灰罐飄在空中，他沒有覺得沮喪，反而想趕快睡去，儘快脫離這痛苦的身軀，當時彷彿感覺自己的靈魂要脫離軀幹而出，這輩子從來沒有感覺這麼舒服過。

說也奇怪，他往上看，發現有一道溫暖的光從天而降，格外地溫暖明亮，他想伸手去觸摸那道光，不料忽然啪啪幾聲，他被很強的力量呼了幾下巴掌，瞬間就清醒過來，才知道自己全身插了管子，像五花大綁一樣固定在床上，不僅十分痛楚難耐，而且更難過的是嘴巴有呼吸管，讓他發不出聲音來表達想法，所以激動到全身扭動，想掙脫束縛。

此時離他老婆所說的虛弱無法動彈的時間，又經歷了將近三十六小時。

接下來的兩天，李金祥所表現的就如前面姜運祛的行為一樣，出現了所謂的「加護病房症候群」——時空混亂、煩燥不安，力大無窮到可以拔斷束搏帶，甚至動用到好幾位醫護人員才能壓制他的衝動行為。

不過最恐怖的事發生在他手術後第六天，在鎮靜安眠藥物逐漸代謝完全之際，李金祥不知道用什麼方法掙脫束縛帶，竟然在加護病房工作人員的驚呼聲中拔掉身上所有的管子、點滴，連賴以為生的葉克膜管路也被他完全扯出體外，嚇壞了值班的醫師。

葉克膜的管路是插入腹股溝的大靜脈與動脈，理論上忽然從身體拔除沒有加壓止血的話，他會因為大出血而造成休克，必需由外科醫師進行傷口的縫合才行，不過他的運氣很好，只消醫護人員壓迫住管路出口的位置，竟然沒有發生令人擔心的大出血問題。

除了前述的好運氣，李金祥這樣自己拔除葉克膜的管路，也將陷入另一個驚險的狀況，因為臨床上要從患者的身上移除這個維生器材，必須透過所謂「Weaning」的手段，亦即要按部就班降低機器輸出到身上的血流量，看看身體的生命徵象是否能夠適應，不會有血壓、血氧降低，抑或是代謝出現酸中毒的現象，是一段非常嚴謹的程序，不是隨便一蹴可幾的。

李金祥驟間拔除葉克膜的行徑，在醫療上是從未發生過的事，不過那位在瀕死邊緣呼他巴掌、叫醒他的人，似乎也在保護著他，沒有任何驚險的情況發生，在腹股溝的管路出口止血完成後，李金祥就像若無其事一樣，可以自由呼吸，沒有任何心肺功能衰竭的現象發生——低血壓、低血氧等，需要呼吸器，甚至葉克膜再次支撐他虛弱的身軀。

連我都覺得他這一段在加護病房的遭遇不可置信，感覺冥冥中的有股力量維持住他的生命，需要他日後在接受心臟移植得到重生時，去見證生命的無價，所以他才會對我說：

「我相信明天一樣會有陽光出現！」

並不是每位醫療從業人員會覺得李金祥這段遭遇是傳奇的，甚至有浪漫的色彩存在，因為他自己拔除身上的管路之從，美國有專家群來該醫學中心交流，其中一位經驗老道的醫師在審視完他的發病及治療過程之後，雖然盛讚台灣醫療技術的先進，但最後仍不免酸了一句：

「這是個無效的醫療！」

或許他看到的是李金祥被救治的過程，所耗費的人力資源與金錢，還有他之後心臟功能很差的檢查報告，認為他必須還得用很大的花費才可以繼續存活下去。

其實不能怪那些美國專家在專業上近乎「冷酷無情」的概念，因為在美國健保費用是屬於私人保險，花費都比台灣高甚多，「錢要花在刀口上」是控管預算要有的基本概念，所以李金祥如果美國發病，極有可能在急診室救不活就打包去停屍間，連葉克膜的錢都省了。

李金祥的心臟外科主治醫師帶著那些專家參觀完加護病房，之後才在病榻旁對神智狀況趨於穩定的他說了那位專家的意見，我覺得這位主治醫師不是在刺激李金祥，而是在炫耀，殊不知聽在李金祥的耳裡很不是滋味，不過倒是激發了他想努力活下去的意志。

03 泥沼

拔完身上所有管子的李金祥，情況雖然還是很危急，不過生命徵象日趨穩定，沒幾天後從加護病房轉往普通病房，他恢復的狀況已經又到了另一個檔次。

很多醫護人員訝異兩件事，一是為什麼平日那麼喜歡運動，又沒有家族病史的人，一發病就如同山崩地裂，到達幾乎不可收拾的地步？另一個是到底為什麼李金祥可以若無其事般，瞬間移除葉克膜支持而不會死亡？

前者我可以想到的是他抽菸的習慣，以數量來說，他每日約一包半的量已經是十分可怕，臨床醫學研究証實，吸菸過量的人，心血管疾病的發生率至少是正常人數倍以上。

至於後者，學理上也說得通。前面談到的心肌「冬眠」現象在這裡也可以適用，接受「緊急冠狀動脈繞道手術」，可能喚醒他部分還殘存的心肌，所以李金祥在恢復的過程中，忽然被呼了幾巴掌醒來，或許是已經醒過來的心肌化成天使，叫他不可以放棄。講得似乎很玄，但沒有確切答案，什麼都有可能。

住院兩個多星期後，李金祥竟奇蹟似出院，症狀上還是有些喘，但一般生活動作還能自理，只是動作得慢慢來，無需家人隨侍在側。

適逢該醫學中心新近也成立「心臟復健中心」之賜，李金祥加入治療行列，每週固定時間都由老婆開車帶著，循序漸進做一些復健「菜單」。

這段時間李金祥恢復得不好，這對平日個性急躁，運動量大的他簡直是煎熬，尤其之後他發現身體逐漸胖起來，下肢有水腫的現象時，心裡總有不祥的預感。

結果出院不到三個月，李金祥開始覺得動不動就喘起來，他也曾經尋求中醫的幫助，可惜都沒有起色，讓他只敢在家裡休息，不想到處亂跑。

這時的李金祥心情愈來愈差，感覺自己是籠中鳥逃不出病魔的掌控，在家中陽台休息往室外看去，感嘆身體耐受力差，一點也提不起勁，差點有了輕生的念頭。

他告訴我當時真的有往下跳衝動，就此結束生命，不想再給另一半及家人沉重的負擔，但是他做不到，不是不敢做，而是連抬腿跨過陽台往下跳的力氣都沒有，因為他一動就氣喘吁吁。

終於在回診中的檢查，主治醫師發現李金祥心臟收縮功能已經走下坡，對比出院時更差，因此勸說他要接受「換心評估」，成為一位「換心候選人」等待「心臟移植」的機會。

最後李金祥接受了家人信賴的某位醫師建議，掛了振興醫院魏崢醫師的門診，想聽取他的意見，不過魏崢醫師發現他已經是心衰竭合併肺水腫，當天就將李金祥收住院治療。

強心劑與利尿劑的使用，李金祥在短短幾天體重就降了七公斤，動一下就氣喘如牛的現象獲得改善，不過卻無法完全脫離藥物的治療，因此和原來診治的醫院意見一致，所以啟動了「換心評估」。

檢查報告的顯示，李金祥的心肌細胞似乎沒有所謂的「冬眠」部分，他順利變成換心候選人，等待老天爺給予的機會。

這段住院期間大概維持了兩個月，李金祥的體重整整下降了二十公斤，這時的心臟功能才可以勉強面對負荷，強心劑順利停掉，很多藥物能以口服取代，可惜上天給的禮物還沒有來，心臟移植還是個遙不可及的夢想。

也是這段時間，我才有機會照顧了李金祥，並且慢慢由醫病關係成為好朋友的情誼，發現我們兩人都是性情中人、有話直說的個性，一直維持到現在。

初次見到李金祥覺得他是個樂觀的人，由病史訪談中，才知道他竟然受到這麼多辛苦的待遇，看到他在磨難之後，還可以對之前的事情侃侃而談沒有心情低落，還真是有點佩服其不屈不撓的韌性。

在等待心臟移植的日子，其實李金祥的狀況依然是時好時壞，一段時間總得要到醫院報到，接受強心劑的治療，把身上多餘的水分藉由藥物打出來，以改進生活的品質。

由於他開朗的個性，對於苦痛能一笑置之，所以他常被我們工作人員央求，對於一些病況危殆，處於不換心無法存活的病患給予鼓勵，他從不拒絕，而且總希望以自身脫離險境的機會做見證。

因此，李金祥才認識了梁永斌及姜運祛，而且三個人之後都順利接受心臟移植，還成為交情不錯的朋友。所以當我最近發願想寫換心人的故事，藉以推廣器官勸募時，自然想到他們三個人。

第二段的故事也是很精彩，請讀者們拭目以待，往下讀去。

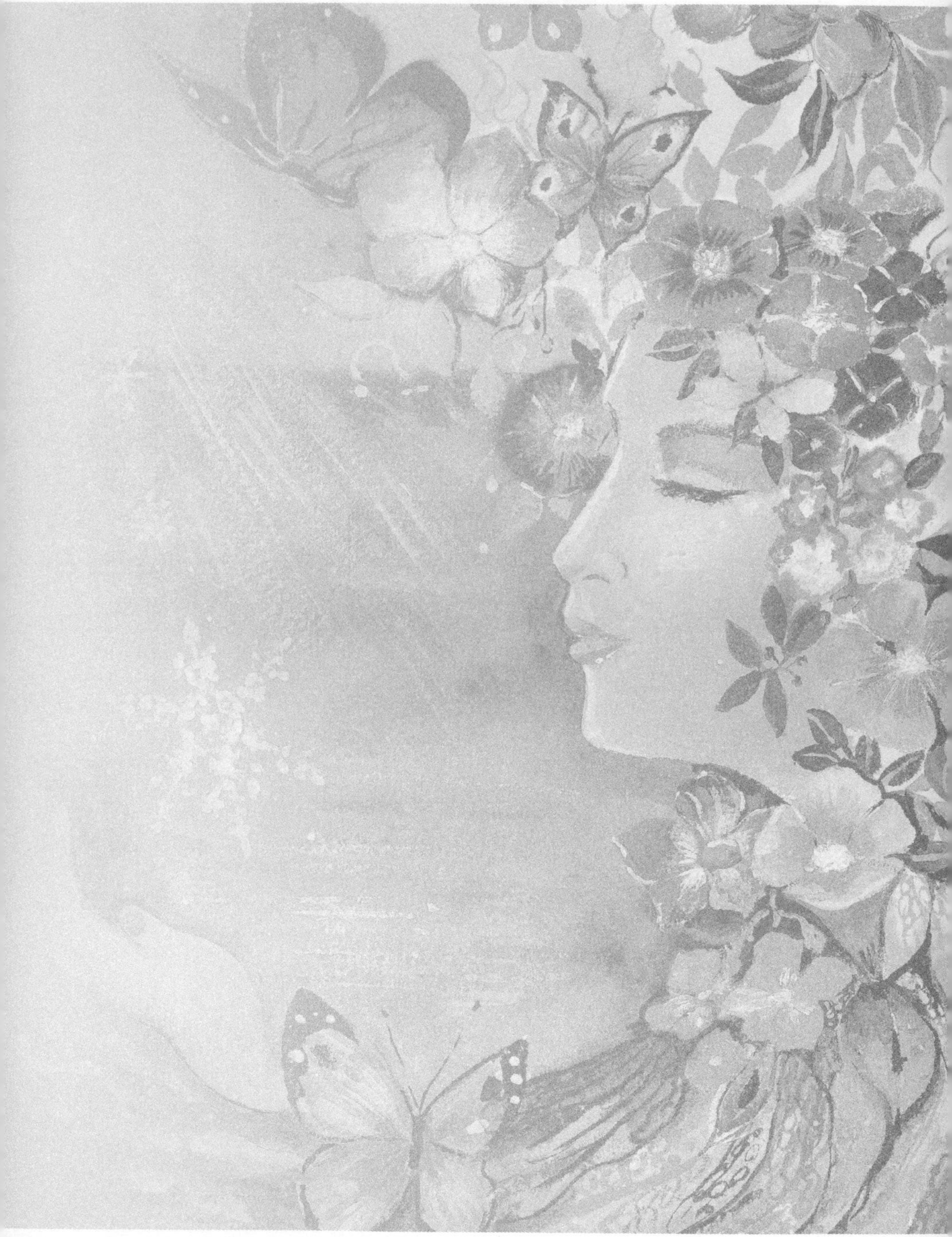

第二部

交會

01 士為知己者死

二〇〇三年九月，在振興醫院手術後住了六十多天院的姜運祜，終於勉強在醫師的允許下出院，因為再住下去已沒有什麼特別的療法，只有等待心臟移植一途，而所有點滴注射的藥物，已經取代為口服的藥片。

此時的姜運祜並非痊癒，而是處於紐約心臟協會（New York Heart Association，NYHA）的心臟功能衰竭分級的第三級（縮寫為NYHA Fc- III）。

前述的心臟功能衰竭分級是現今醫師沿用的分類，第一級指的是病人的生活和正常人相仿，各種活動及運動並沒有受到心臟病的影響，第二級指的是患者從事各種活動會稍微受到心臟功能不佳的影響，可以做強度比較小的運動，如慢走等，到了第三級則是病患即使從事上述強度低的運動，也無法勝任，可能一走路就喘，最後第四級乃是病患的狀況很嚴重，即便坐在椅子上或躺在床上都會喘。

姜運祜出院前的心臟功能檢查，以超音波來計算，左心室射出分率（Left ventricular ejection fraction，縮寫為LVEF）只有百分之二十出頭，算是居於嚴重的心功能受損。

在這裡分享左心室射出分率的醫學常識，除了它是心功能指標的重要參考之外，目前國內勞保心臟失能的依據，必須有心臟超音波算出的LVEF。

左心室射出分率指的是每次心縮收縮，左心室所射出帶氧的血液，送進大動脈與左心室容積的比例，以百分比表示，正常是百分之五十到六十，輕度的心功能衰竭大抵在百分之三十五以上，中度的心衰竭介於百分之三十五到二十五之間，低於百分之二十五就是嚴重的心臟衰竭，姜運祛不管是主觀症狀分類，還是經由機械算出之數據，皆屬於嚴重心功能受損。

理論上回家後他應至少休養三個月，在不造成氣喘吁吁的情況慢慢增加活動，才可以試著做和緩的工作，但A型人格的姜運祛卻將自己置於險境。

在振興醫院兩個多月的住院期間，由於直屬長官黃大隊長及同事們的關愛，而且不只是一次，他自己在日後的回憶錄中說道，因天生責任感的驅使，加上長官經常探視、天天關心的厚愛，基於「士為知己者死」的精神，抱著「鞠躬盡瘁、竭誠以報」的心理，無視醫師囑付至少應休養三個月的要求，在週五出院之後，隔週的星期一即銷假上班。

這樣的行徑，相信每個醫師看起來都像是「神風特攻隊」的赴死精神，因為他必須每天處理數量龐大，又極繁雜車禍業務——數量多不見得是嚴重問題，但事必躬親的龜毛個性才是大問題。

姜運祛記得從停車場到上班的地方，有一段數十階的樓梯，一般人大概可以一口氣走完而沒有停頓，但病情稍穩定的他必須分好幾段走完，以減緩喘氣不止的症狀。

所以在之後我們可以看到姜運祛說一句話經常都不能連貫，苦苦硬撐的結果，就是喘的症狀連不用走路也會發生，有時也因為嚴重心律不整造成身體極度不舒服，四肢冰冷，雙腳背也浮腫不堪。

因此出院之後姜運祛即使想盡全力工作，但心臟功能不堪負荷，常常在撐不下去之後又返回醫院打強心劑穩定病況，之後不喘了再回去工作。

最嚴重的一次姜運祛還記得，心臟功能急遽下降造成肺水腫，只好緊急趕赴醫院，在接受藥物治療後，二十四小時內排尿量高達一萬CC，可見情況之嚴重。

讀者或許會問，他這麼努力幹嘛？其實他並非只有辛勤努力工作而已，「唐吉軻德式」的使命感催促著他，如同他當時接受中時晚報所說的一樣：

「也許是命不該絕，老天爺希望我再留在人世間，把自己處理二十幾萬件車禍的實務經驗寫成書。」

其實在二〇〇〇年他已經編纂了「道路交通處理手冊」，在二〇〇二年的警察節獲頒「交通執法類金吾獎」，而這個是他自己十年前在警察局辦理人事業務所設計的獎項，結果由時任台北市長馬英九手中得到。

生病的他其實是覺得時日不多了，所以辛勤工作之外，還努力彙整過去包括錄音帶、講稿、實務案件處理等資料，還想要再增修一本書，內容將針對「肇事現場重建及肇因分析」，希望讓處理員警了解如何藉由肇事現場路面散落物、輪胎痕跡、刮地痕、車體損壞及人體受傷情形等相關跡證，還原肇事經過，進而正確分析肇事原因。

這些對一般人或許覺得不重要，因為事不關己漠不關心，但一旦遭逢交通事故面對責任問題，感覺就會完全不同了。不知是命中註定還是緣分，日後我也有向姜運祜求助的機會，這點容我之後再詳述。

有鑑於每個月反覆住院的痛苦，加上身體實在無法負荷龐大的業務，於是姜運祜只好在二〇〇四年以重度殘障之軀，辦理命令退休，結束二十三年的公職生涯，告別了自己所鍾愛的交通事故處理工作。

值得一提的是，姜運祜退休時還是掛著一九八九年所掛的位階——二線三星，不要說他的同學，連他的學弟妹都早已超車——為了他鍾愛的工作，職務高低已不是重點，能「學以致用」，做自己有興趣又能把「交通事故處理」這輛火車拉上軌道的事，才是驅使他前進動力。

姜運祛接了這個職位快八年，合併先前同等位階職務總共近十五年，沒有升遷還甘之如飴，大概只有電影「黃埔軍魂」裡面柯俊雄所扮演的老營長可以比擬，由此可以看出他對「交通事故處理」的熱愛，如同日本職人節目的「仕事人」一般，對自己的工作表現出「一生懸命」的氣魄！

02 白老鼠

二〇〇六年十二月份，振興醫院成立了「心臟重建中心」，處於病情時好時壞的姜運祛，在聽完解說後，毅然決然成為第一批先鋒患者。

根據治療長黃心怡小姐的見證，姜運祛是她的病人中，最聽囑咐、按部就班，接受復健計畫的人，每週到院三次，每次約一小時運動，就算是春節期間也不輕易間斷，可算是創始會員及模範病人。

「心臟重建中心」的特別之處，即是在患者運動之中，有各種監測器反應他的生命徵象，在相對安全的環境下，以增強肌耐力及肺活量，達到可以穩定病情，減輕心臟負荷，更盼望能延緩心臟衰竭的速度，讓日常生活品質提升。

所以上述的復健並沒有一定的「菜單」，必須由每次陪伴運動的復健老師依病患的狀況，做浮動式調整，以達成最大的效益。

透過復健老師的貼身幫忙，加上姜運祛自己的努力，他在等待心臟移植六年多的時間，雖然沒有讓病情好轉，還是會因病況差住院接受強心劑支持，但至少他可以提升到讓身體狀況在紐約心臟學會心臟衰竭的第二級，大多數的時間能自理生活，算是最後得到「心臟移植」的最大本錢。

除此之外，姜運祛都戲稱自己是「白老鼠」，有什麼可以穩定，甚至增加心臟功能的治療，他都會第一個報名去接受治療，即使這種治療在台灣的醫師沒有經驗，在這裡可以提的有兩件事。

首先是當時在國外已經上市一段時間的 Simdax（Levosimendan，商品名心得適），它的藥物機轉是增加心肌細胞對鈣離子敏感度，藉而增加心臟收縮力。

台灣因為市場小，心臟衰竭又是病患中的鳳毛麟角，所以 Simdax 一直沒有健保給付，而且醫師只能依著仿單做滴注，看看病患的反應如何。

姜運祛應該是全台灣接受 Simdax 治療的第一人，藉由住院以點滴慢速施予時，他一開始沒有什麼特別感覺，但是在滴注完後沒有多久，產生蠻長的一段心律不整，說也奇怪，之後他大概有好幾個月不用因為心臟功能變差，再來住院接受強心劑治療。

會提到這件事並非替 Simdax 宣傳，也不是佩服姜運祛的勇氣，而是對於心臟衰竭的患者處境艱難的描述，因為這些患者傳統的療法已經乏善可陳，當只有「心臟移植」一途時，總希望有點其他辦法可想，冒一些風險，或多花一些錢，為了有延長活命的機會，還是得嘗試，就像我接下來講的ＥＥＣＰ治療。

什麼是ＥＥＣＰ？即是Enhanced External Counter-Pulsation這四個英文字頭的縮寫，翻譯為「體外加強脈搏幫浦」，病患躺於治療床上，在下肢穿上「壓力帶」，胸前貼上心電圖，壓力帶配合心電圖進行充放氣，這種治療臨床上有些患者可以減少心絞痛復發的次數，加長運動時間，提升病患品質。

如同前面所提到的，關於國外的醫療市場較大，加以醫療保險給付很高，任何「稍具」療效的藥物、材料，比較容易申請上市，由投保單位付錢，台灣比較辛苦，市場小而且資金有限，錢總要花在刀口上，錙銖必較的結果，有很多創新的療法，除非是有非常顯著的療效，又或者對很大的族群有幫忙，才能成為健保給付的首選，否則大概只能申請在台灣上市，但無法由政府買單，Simdax、EECP只是其中兩個很小的例子，其他科別的藥物及醫材例子還很多。

不管如何，姜運禔靠著自己的努力，加上醫護人員替他想方設法，結結實實熬了六年多，尤其是他有毅力，持之以恆在心臟復健中心配合老師的菜單運動，常常成為每一個新進人員想要諮詢的對象，每個加入復健的患者，有時都會偷偷私下問他意見，成為「活招牌」。

有了姜運祛做榜樣，日後李金祥復健的表現又呈現出另一種風貌，雖然大家所看的形象可能不一樣，但努力不懈的精神是相同的。

03 心臟重建中心的潘老師

姜運祐在心臟復健中心的表現，不僅是模範病患，得到復健老師的讚揚，同時也是那裡一起接受復健計畫病友的明燈，所以他是信心不足的病友常常諮詢的對象，期望他提供經驗來分享。

當二〇〇七年李金祥在振興醫院住院接受治療時，病況嚴重情緒低落，因姜運祐也是每個月都報到的住院常客，在心臟外科病房林護理長引介下，與太太第一次看到虛弱無助躺在病床，住同一樓層病房的李金祥，基於同病相憐的心理，便很熱心地告訴他過來人的經驗，同時也對病況不好的李金祥加油打氣，告訴他不可以隨便放棄，等情況好轉也要參加心臟重建的復健。

此時的姜運祐已經在心臟重建中心不間斷接受復健計畫邁入第四個年頭，他看到李金祥的樣子，簡直就是當年的自己的「復刻版」，如風中殘燭，隨時有燈枯油盡的感覺，自然把這幾年自己刻苦努力的心得，毫不保留地與李金祥分享，增加他努力活下去的信念。

受到姜運祛的鼓勵，李金祥也加入心臟重建計劃，而且表現比姜運祛還積極，治療長黃心怡這樣說：

「李金祥的性比較急躁，所以在復健計劃常常操之過急，有時候我們還得替他的行為剎車，避免發生意外！」

會有這樣的表現，李金祥回憶說，除了要讓自己的病有進步外，更重要的是發病之前，有從事高張力運動的習慣，如今自己弱得比老頭還不如，加上在心臟重建中心裡看到有些剛接受完開心手術的患者，表現比他好太多，好勝心油然而起，自然會讓治療長黃心怡和其他復健老師在討論復健計劃，常常會有剎車的想法，因為李金祥有時還會有脫序的「另類」表現，讓他們捏把冷汗。

一開始的復健運動當然是充滿喪氣失志，進步遲緩的，不過李金祥還是依著姜運祛的建議，努力咬牙苦撐過來，慢慢可以在跑步機上快走，不僅時間拉長，距離也開始加大，讓他心臟功能慢慢有進步。

幾個月下來，李金祥的病況改善，生活上也逐漸不需要有專人照顧，同時入院接受強心劑支持的次數也減少了，於是他開始有不一樣的想法。

因為李金祥在未發病之前是「生存遊戲」的愛好者，所以在自己的體能慢慢進步之後，竟然央求復健老師能讓他穿著生存遊戲的衣服，如「野戰鞋」、「迷彩裝」等，在跑步機上快走。

這對復健老師的專業上來講，根本「亂入」的想法，但是為了激勵病患進步的心情上，負責的復健老師在瞞著治療長黃心怡的情況下答應了他的要求。

「這教我如何說呢？」

為了這件事我最近求證治療長黃心怡，她心中可能ＯＳ三條線，不想多做評論，但接下來的情況發展，她更是無言，訪談中還希望我不要將這件事寫成是復健計劃的常規，因為這對他們的專業來說，簡直是有些胡鬧。

原來，李金祥在穿上生存遊戲的裝備快走後，心肺的情形有了明顯進步，於是他有了更不合理的要求：

「老師，玩生存遊戲都有背包，我可以試著背上背包，在跑步機上快走嗎？」

李金祥這個無厘頭的要求確實為難了當時在旁的復健老師，但有了穿上生存遊戲服裝的加持，確實讓李金祥的病況有明顯的提升，於是老師勉為其難的答應了。

詢問了李金祥之下，生存遊戲的背包重量大約為七到八公斤，因此老師在他背包裡，循序漸進利用啞鈴增加它的重量，由二公斤，慢慢一路加到八公斤。

當時李金祥在心臟重建中心運動時，造成很多病友的圍觀，因為沒有人看過，一個患者可以穿著成套的生存遊戲服裝，背上有八公斤啞鈴的背包，在跑步機上快步走動，儼然是場「走秀」的概念。

我大兒子的英文老師紀磊，當時也因心臟瓣膜置換手術後，在心臟重建中心接受有計劃的訓練，不過他的心律不整比較厲害，為了安全起見，往往每次治療「菜單」的運動量，無法和李金祥相比，所以只能在旁邊吆喝助陣，除了佩服羨慕之外，也期盼自己可以和李金祥一樣，穿上同樣的裝備，做同樣的快走運動。

紀磊的願望沒有達成，因為李金祥是特例，老師怕太多人有奇怪的想法，如果一一遂行，那心臟重建中心可能變成「馬戲團」，而不是醫療院所。

「不要告訴任何人說我知道這件事。」

這是治療長黃心怡多年之後，知道李金祥異想天開的復健計劃最大感想，她衷心期盼，此件事只是調皮的李金祥逼迫老師的結果，但我想說的是，如果能讓病患的情況有進步，偶有「另類」的想法，不失為一種治療的手段，只要必須在安全無虞的環境下，因為患者心情變好，相信他接受治療的效果也會有加乘作用，這是我多年行醫的經驗。

最後，我們看到經過不到一年時間，李金祥的身體狀況有了十分顯著的進步，和剛入院「拖死狗」的樣子相比，他搖身一變又慢慢回到發病之前，那個喜歡運動的「熱血漢子」，如果沒有高強度運動的挑戰，當時的李金祥若坐在你面前，你不會認為他是一位等待「心臟移植」的重症病患。

由於又喜歡重量訓練，李金祥平日在家中自己增加了運動菜單，之後他看起來肌肉十分精壯結實，有病人看到他穿著緊身的運動服來心臟重建中心時，因為外露結實肌肉，替他取了一個綽號，叫「心臟重建中心的潘若迪」。

知道李金祥這段「黑」歷史，我也忍不住發笑，還好他身上沒有刺青，否則如果以今天的眼光來看，他應該不是「潘老師」，而應該叫「李館長」，大概會有病友建議他開個 YouTube 節目，每天在螢光幕前說說「幹話」也不錯。

希望治療長黃心怡看到這段故事不要昏倒。

04 推銷員

二〇〇八年六月，梁永漢幾乎是以「逃難」般的心情將自己的哥哥帶回台灣，下了飛機之後直奔振興醫院，找我幫他哥哥預留的床位，心中的那塊大石頭才稍稍可以放下一些。

當時的梁永斌已不復在上海發病之初的「瀕死邊緣」，可是依然無法完全脫離強心劑的支持，所以冒險自上海回來，在飛機上沒有出大事，算是祖上保佑。

我替他安排了一系列的檢查，發現他左心室射出率只剩下百分二十左右，整個心臟收縮功能非常差，冠狀動脈繞道手術似乎無法做為單純「續命」的治療，建議他接受換心評估，有機會做心臟移植。

沒有想到梁永斌竟說他要考慮一下，我覺得很困惑，難道他不知道自己病況不佳，弟弟千辛萬苦將他回台灣，需要「心臟移植」才能延續生命的必要選擇？

我轉而向我的同學梁永漢詢問，請他可以提點一下自己的哥哥，希望他能面對現實，要有「病識感」，我天真以為，梁永斌只是震驚於病情已如此之重，已經到了「病入膏肓」的地步，以至於無法接受而回絕。

我不清楚的是梁永斌心中還有好多結未打開，不單是欠債未清，還有中國的事業稍有成就，當然可能已初具雛型的遠大計劃正要開展等等，太多的羈絆，讓他無法驟然給予我「Yes」這個答案。

醫療團隊也派出幾位說客，包含器官協調師李聖苓等，向梁永斌解說換心評估的必要檢查，以及成為「等待換心名單」之後的心理建設，例如接獲器官移植的順位通知，如何配合醫療團隊的追蹤，可惜我們談到的愈深入，就感覺到一個深不見底的窟窿在那裡，梁永斌依舊無動於衷，最後甚至岔開話題，隨之沉默以對。

最後，李聖苓想到了李金祥，希望透過一個已經完成「換心評估」，順利成為「等待換心名單」的病友，可以將自身的經驗告訴梁永斌，卸下他的心房，安心的往醫療團隊安排的下一步走去。

我們的心臟重建中心的「潘若迪」欣然接受了這個任務，為了讓梁永斌有良好的第一印象，他特別「西裝筆挺」，來到梁永斌所在的病房，但萬萬沒有想到，碰了個釘子。

原來在住院期間，有很多醫療器材的推銷員，常常趁醫護人員不注意，混入病房中，向患者及其家屬介紹營養品、氣墊床等等各式各樣的產品，住院為了是否接受換心評估的梁永斌，已經一個頭兩個大，所以對他們很反感。

當梁永斌看到西裝筆挺的李金祥敲門走進去，立刻向他表明，不要來推銷東西，不會買等等，讓李金祥碰了一鼻子灰。

事先已經聽李聖苓說梁永斌難溝通，李金祥此時也只好耐著性子不多做解釋，悻悻然轉身關門離開，但心中的無奈與不舒服，即使到了今日，依舊是有些疙瘩，在與梁永斌一起的訪談中，中途還「吐槽」了他一下，告訴梁文斌不要這麼沒有禮貌，傷了他「玻璃心」。

「說什麼？有這件事發生嗎？」

梁永斌和李金祥笑成一團，因為他早已忘了李金祥去找他的這件事，只記得日後接受了心臟移植，自己還去鼓勵病況變差，苦苦等待心臟移植的李金祥。

當然梁永斌還記得，自己第一次住進振興醫院的狀況，或許是還有太多的心願未了，所以病情在這種壓力的支撐，似乎得到暫時的緩解，有些「冬眠」的心肌細胞好像暫時醒了，讓他能脫離強心劑，還能不費力做輕微活動，與他返台時相比，情況又好了一些。

結果梁永斌在沒有答應換心評估下，請求醫師讓他出院，我請梁永漢去說服，但是他哥哥有「難言之隱」，不能勉強他什麼，只得暫時任由他去，答應他出院。

有時候這是當醫師的難處，病患不想接受正規的治療理由百百種，有的是沒有「病識感」，有的是對治療有疑慮，有的是住院就陷入生計困難，有的則是像梁永斌這樣，有太多的心願未了，如果沒有去做，貿然接受治療而有三長兩短，大概會死不瞑目。

05 京奧慘案

二〇〇八年八月十五日，在北京舉辦的奧運棒球賽，台灣棒球隊在與中國隊鏖戰十一局後，以七比八首次在國際大賽中敗給中國隊。

在京奧的棒球賽使用的是「突破僵局制」的新賽制規則，因為兩隊在正規比賽的十局打完後，以三比三平手，第十一局開始，對這種為了怕比賽一直無限延長造成的「消耗戰」，實施國際棒總設計出的新方法。

第十一局台灣隊以郭嚴文雙殺打作收，十一局下中國隊也沒有建樹無功而返。

第十二局上半，台灣隊先獲二個保送，再以二支安打攻下四分，第十二局下半原來以為勝券在握，沒料到之後「豬羊變色」，因為投手陽建福先被扳回兩分，接著中國隊老將候鳳連打出右外野安打，右外野手張建銘迅速把球傳向本壘，不慎擊中二壘手蔣智賢的手套，結果球滾向一壘的方向，中國隊的跑者趁機跑回三分，這個要命的「再見失誤」，不僅讓我們台灣隊被逆轉，奧運奪牌機會喪失，而且在國際大賽場合，破天荒首次兵敗中國隊手下。

台灣的球迷稱二〇〇八年八月十五日為台灣棒球的「國恥日」，我則稱它為「京奧慘案」。

這場比賽梁永斌也在場上，比賽中還和台灣朋友通話，大家都為台灣棒球隊的處境擔憂，直到最後結束，梁永斌發現這場比賽是場夢魇，他在棒球場接到台灣的朋友電話，每個人都是破口大罵，讓梁永斌心情沉到谷底，直言真是台灣棒球最黑暗的一天。

可怕的是梁永漢又落入另一個黑暗期，沒有多久又因為喘不過氣，住進北京某醫學中心附設醫院。

一系列的檢查又被安排，梁永斌確實是心臟衰竭造成的肺積水，上海那時候的狀況又回來了，因此主治醫師替他注射利尿劑與強心針，暫時穩定住了病情。

等到幾天之後病況稍稍穩定，該院的心臟外科醫師來會診，並且與梁永斌有了第一次的「閉室會談」。

「你需要接受心臟移植才能活命！」

心臟外科的主治大夫一開口，就建議梁永斌只有「心臟移植」一途，否則他可能出不了醫院。

「心臟那裡來？」梁永斌對中國器官損贈來源有疙瘩，提出了心中的疑問。

結果那天主治大夫開始勸說道：

「一百五十萬，只要一百五十萬，你就有重新活命的機會，不要擔心，都有辦法，很多死刑犯……」

聽到心臟來源無虞，梁永斌心裡才十分驚恐，他雖對心臟移植的流程一知半解，但依稀記得我的解說，等到「心臟移植」的機會很小，是上天的恩賜，這種恩賜另一面就是類似詛咒另一人死才有。

「我考慮看看……」梁永斌並沒有當面拒絕，他怕答案又會讓這家醫院像上海一樣，把他關起來。

梁永斌事後回憶道，當時的他沒有立即答應的原因，不是他依然負債，而是不敢接受這種來路不明的器官，害怕自己為了活命而讓別人幹出傷天害理的事。

幾天之後，梁永斌的病況愈來愈好，那位心臟外科主治大夫又約了他另一次「閉室密談」。

梁永斌把需要用錢得到「心臟移植」的機會回絕了，只告訴他自己目前負債累累，連這次住院的費用都付的很吃力。

聽到這樣答案，那位主治大夫表現的落落大方，反而告訴梁永斌說：

「你是台灣人吧！那就病況穩定一些回台灣去，你們那裡有家醫院叫『振興醫院』，心臟移植很厲害，主持人是魏崢醫師，我和他還有些交情，可以替你寫封介紹信，需不需要？」

這是梁永斌在上海返台後，第二次聽到「振興醫院」的名字，他心開始有些動搖，除了必須接受「心臟移植」才能活命的治療外，最重要的是他覺得，弟弟幫他找的醫院，竟能得到高傲北京醫師的認可，真的十分不簡單，只可惜接受「心臟移植」還不是他心中最理想的選項，他還在抗拒，不願向命運低頭，又或者說，他有些放棄自己，覺得走一步算一步，如果因為這樣就走了，似乎「就那樣算了吧」！

他對於生活與生命陷入難關的自己感到沮喪。

無論如何，梁永斌還是度過了這次和「京奧慘案」幾乎同時發生的心臟衰竭，在病況回穩又出院回到工作崗位，但是走很短的距離還是會氣喘如牛，讓同事都替他感到憂心忡忡。

06 第二座山

出了院的梁永斌體力終究無法負荷長時間工作，因此公司建議他休養一陣子，於是他在二〇〇八年十一月份，由北京返回屏東老家，這時就是處於他前面所說的「卡山」最後一段，在第二座的山谷之中，整個人陷入極端的無助，不知道下一步如何往前。

我有問過他這段時間為何不好好思考去接受「心臟移植」的機會？他告訴我，即使身體十分虛弱，他還是希望身體可以好轉，不需要到非「心臟移植」不可的地步，這種想法簡直將自己陷入危險的情況，連他弟弟梁永漢也心急如焚，不知如何勸他。

這時的梁永斌心臟衰竭已經十分嚴重，除了無法做輕度的運動外，幾乎只能坐著睡覺，以學理上來說，就是心臟衰竭造成的肺積水，使得他只能「端坐呼吸（Orthopnea）」。

什麼叫「端坐呼吸」？學理上來說，肺就像一塊乾的海綿一般，藉由其膨脹的能力做為身體與外界「換氣」的功能，當心臟衰竭到嚴重的程度，此時這塊乾的海綿就會變成濕的，無法有效的讓它與外界交換得到氧氣，也就是所謂的「肺水腫」，此時病患無法平躺，只能坐著，利用沉降的原理，讓肺部的水儲量在下半部，上半部的肺才能相對變得比較輕，還有些微交換氣體的功能。

這也是我們看到心臟衰竭慢慢開始嚴重的時候，患者晚上無法順利平躺睡覺，一段時間會因為「咳嗽」而無法入眠，必須坐著才能感到舒暢，然後又可以平躺睡覺，等到肺水腫到一定程度，又必須坐起來，臨床上叫做「夜間陣發性端坐呼吸」。

為了舒緩哥哥的情形，梁永漢貼心地為了梁永斌租了氧氣罐，讓他呼吸可以順暢，並且買了血氧監測器及血壓計，作為他平日自我監測的器材。

梁永斌自述這段時間，有時候他在自己量血壓時，機器竟然量不到數字，他才驚覺情況已經失控，但他的腦筋一片空白，只能祈求老天爺不要讓病況持續惡化，最好能拖過二〇〇九年的農曆春節之後，以免年邁的母親為他擔心而坐立難安。

其實這是個自私的想法，母親和弟弟怎麼不會替他的情形捏把冷汗？所以，在梁永斌喘得實在有些誇張的時候，他又被就近送到高雄某醫學中心，以強心劑支持他的心臟功能，避免憾事發生。

在二〇〇九年四月份之前，梁永斌反反覆覆的病情讓他進出了高雄這家醫學中心住院了兩次，眼看哥哥的情況無法有效改善，在醫師與梁永漢的強力勸說之下，他終於願意再到振興醫院接受治療，考慮接受換心評估之後，成為「等待心臟移植名單」上的一員。

李金祥及姜運祜這時的情況都相對比較穩定，也在器官協調師李聖苓的請託下，到病房探視梁永斌，替他加油打氣。

可惜因為心臟衰竭的情形已經拖了太久，即使來到振興醫院接受藥物治療病情依舊無法起色，於是和那些最後階段等待上天給予機會的患者一樣，梁永斌被裝上了體外維生器材——「動脈汽球幫浦」支撐，為接受可能到來的「心臟移植」機會，爭取一些額外時間。

這時候梁永斌真的嚇到了，六神無主的他彷彿覺得世界末日即將到來，看不到明天的太陽，生命即將走到盡頭。

他有將自己全身插滿維生器材的樣子拍下來，不過礙於尺度，我在這裡不想把它公布，因為骨瘦如柴的他如瀕死的天鵝，畫面過於恐怖，不能拿來嚇唬讀者，這不是醫師該做的事。

為什麼會拍下這張照片？梁永斌說他當時己這經躺在床上很久了，不過在最艱苦的情況，鬥志反而被激發出來，他相信老天爺讓他病入膏肓的身體拖了這麼長的時間，一定會有機會在不遠處等他，所以央求護理人員替他拍下這張照片，好跟日後做些比較，激勵自己要好好活動，因為連這麼痛苦的日子都熬過來了，還有什麼熬不過來？

談到這裡我必須說，梁永斌的想法在激勵自己的鬥志是十分正確的，但老天爺是否這麼具有憐憫心？這點是要留個大問號，其實有更多的人在插滿「主動脈汽球幫浦」、「葉克膜」等等體外維生器材之後，因為等不到機會，而在極度痛苦中死去。

畢竟要有人捐贈器官，就像我之前說過的，尤其是「心臟」，都必須詛咒有個人腦死的情況，用他的餘命來成就自己活命的機會，強求不得。

器官捐贈來源短缺是普世的問題，即便以「option-out」制度來增加器官移植數目的國家，諸如西班牙、葡萄牙等等，等待器官移植人數，依然是遠遠超過捐贈器官的人數，更何況是以「option-in」方式的台灣？短缺的情況又是更為嚴峻，我們大都只是看到接受器官移植患者之後生活的美好，並沒有看到有為數更多的人，在辛苦、極度折磨的艱難情況下，苦苦等待老天爺給予的恩賜。

我寫這本書的初衷，就是希望能提倡「器官捐贈」的風氣，並不是詛咒大家去死，而是期盼有更多人能簽署「器捐卡」，如果真的有那麼一天，自己因為「腦死」而無法好好存活，心甘情願捐贈自己的器官，給那些苦苦求著生存的器官衰竭的患者，有重生的機會，畢竟如同佛陀所說，我們的肉身是臭皮囊，一旦宣告無法存活，它只有等待腐蝕耗盡，此時不如在他人身上「重生」。前提是這件事要有很多人自願，而並非用不正當的手法強取豪奪。

07 蘇醫師的生日

二〇〇九年的四月，老天爺終於給了梁永斌一個重生的機會，一位腦死的病患願意捐贈身上所有的器官，梁永斌是接受心臟移植的第一順位，不過有兩件事，讓他的家人給了阻力，希望再等下一個機會。

阻力是來自兩個問題：一是捐贈者的年紀超過六十歲，一是魏崢醫師希望梁永斌簽署「死後願意接受病理解剖」同意書。

在器官移植的教科書中，有談到所謂「邊緣捐贈者（Marginal Donors）」，例如捐贈者年紀大，心肌肥厚或目前有感染現象等等，接受他們的器官風險比較大，因為受贈者在接受這類的器官之後，存活率都會差一些，因此建議從事移植的醫師，在面對這些捐贈時，必須審慎評估，三思而後行。

面對這樣的問題，牽涉到的不只是醫學倫理，還有醫師對自己的信心是否足夠？但臨床上更重要的是，如果不利用這個捐贈者替苦苦等待器官移植者做手術，之後老天爺會在最在最短的時間再給一次機會嗎？所以，不管是負責移植的醫師，抑或是等待器官活命的患者，遇到「邊緣捐贈者」者都會陷入天人交戰，沒有相關的人士可以諮詢，只能靠自己的意志決定，旁人無法左右。

第二個問題則是魏崢醫師的期待，他認為接受器官移植的患者目前仍有很多待突破的問題，最重要的是如何延續受贈者身上外來器官，因此藉由其長期的變化，透過死後病理解剖的發現，給研究者機會改進，促成醫學的進步，算是對自己因為別人腦死才能存活，展現的一種正向回饋的態度。

聽到醫療團隊的兩個資訊，一時半刻梁永斌也無法決定，但為了能夠儘快答覆，避免錯失機會，或是影響下幾個順位病患考慮的時間，他只好撥電話告訴母親。

聽到捐贈者年紀較大還不是很在意，但知道自己的小孩在接受器官移植之後死去，還得被開腸剖肚做研究，梁媽媽心中可是有千百個不願意，希望梁永斌暫時不要答應，等待下一個更好的機會。

至於梁永斌呢？在聽完母親的案答反而沒有想太多，他知道這個機會是千載難逢，如果沒有答應，他可能會等不到下一次機會而痛苦死去，尤其他更不想再失去孝順母親的機會，父親的過世已經讓他有「子欲養而親不待」的痛楚，所以不願意把命運交給未知，以免比母親更早離開人世，無法把握能夠報答親恩的機會。

最後，梁永斌告訴器官協調師同意接受這顆年紀較長的心臟，也毫不猶豫簽下死後解剖同意書，希望自己去世之後，對未來的醫學研究有所貢獻，同時算是對捐贈者及醫療團隊的感恩。

捐贈者第二次腦死判定過了之後，心臟移植的手術準備工作就被啟動，梁永斌這次的心臟移植我沒有參與，只能在加護病房給他加油打氣，期待手術順利成功，可以再到加護病房照顧他。

我沒有告訴他，冥冥中有股力量牽引著我和他，因為他接受心臟移植的這一天是我生日，我為了能和家人慶祝，所以刻意沒有將今天排入值班，以至於這麼重要的時刻，沒有辦法替同學的哥哥在手術室中幫忙。

捐贈者的年紀雖大了些，但心臟收縮功能還算不錯，所以手術相當順利，出了開刀房沒有多久，梁永斌就脫離呼吸器，拔除了氣管內管，自由自在地享受呼吸的快樂。

卡在這第二座山的他，這時有如走過死蔭的山谷，慢慢走到山的頂端，他歷經千辛萬苦走到了山頂，回頭看著曾經走不出來的山谷，內心激動可想而知。

這時的他戴著氧氣面罩，雖然胸口因為手術被鋸開再關起來而感到不適，但呼吸的感覺是那麼純粹與簡單，就像他小時候和同學在屏東鄉下追逐時的舒暢，即使有些痰卡在喉嚨，無礙他自由自在大口喘息，他只能說真的是太爽了，已經有好久沒這般舒坦。

由於體外維生器材已經在心臟移植後，當場在開刀房移除，所以他術後第二天即可下床配合復健老師，在床邊做簡單的深呼吸及抬手臂的伸展運動，完全沒有之前端坐呼吸那般痛苦。

在加護病房的一般活動中，敏感的梁永斌聞到平時喜歡的炸雞、漢堡的油脂味，所以在值班醫師查房時，肚子咕咕叫了起來。

值班醫師也是位敏感的人，不知為何和梁永斌有著相同的想法，竟然對著梁永斌說：

「嘿嘿……想不想吃炸雞、薯條，然後配著可樂？」

「可以嗎？」梁永斌露出不可置信的表情。

「當然可以，這裡目前是我管的，算是加護病房的帶頭大哥，我說可以就可以！」

值班的醫師信守承諾，在當天下了值班後，立刻奔往速食店，替自己、也為梁永斌買了有炸雞、薯條，配著冰涼可樂的套餐來大快朵頤。

梁永斌在加護病房吃著這些食物時，感動到熱淚盈眶，他所熟悉的味道是伴著鹹鹹的淚水一起下肚的，好久了，已經好久沒有感覺到食物是如此的美味，他感到自己生命的活力即將被喚醒，他想著母親、弟弟，以及一直在身邊支持著他而沒有放棄的女友，終於他可以存活下來，用餘生儘量回報他們的關愛。

如同但丁的詩集所言。

「從那一刻起，愛統治了我的靈魂。」

「新生於焉開始！」

梁永斌獲得「重生」的日子，竟和我的生日是同一天，確實讓我感到冥冥中那股神奇的力量。

08 走鋼索

在李金祥及姜運祛替梁永斌獲得「心臟移植」而脫離險境高興之餘，兩人好像說好的一樣，沒有多久竟都住院接受藥物治療，以緩和病情的不適。

由於病房相去不遠，這兩位如同「難兄難弟」，等待上天給予心臟移植恩賜的戰友，常常在病房內聊天到深夜，給彼此加油打氣，李金祥還發下誓願，不管有沒有得到機會，要報名參加姜運祛「交通事故處理」的講座，對不同的領域報著學習的精神。

這兩人可以說是命途多舛，他們不像梁永斌一樣，登錄上「等待換心名單」即得到機會，反而屢次和好運錯過機會。為什麼我會這麼說呢？因為若有人腦死而願意捐贈心臟，器捐移植登錄中心會一次通知目前等待心臟移植的前三個順位的病人，怕有前面順位的人會覺得捐贈者的條件不適合自己而拒絕，再通知下個順位的患者曠日廢時。

這種通知方式是捐贈者第一次腦死判定通過時才啟動，法律規定他要通過第二次腦死判定才可以捐贈器官，而第一次與第二次腦死判定至少要相隔四小時以上，利用這段空檔一次通知前三順位等待換心的病人。

李金祥和姜運祐的情形雷同，被通知有機會心臟移植時很高興，但往往沒過多久，又被前面順位的病人答應了，他們兩人笑稱，這種情形有些像麻將桌上的「攔胡」，以為自己贏了，卻眼睜睜看著別人收下勝利。

二〇〇九年的五月上旬，李金祥及姜運祐在病房內聊到蠻晚的，當時的李金祥還笑著告訴姜運祐說：「大哥等的時間較久，有機會你應該先上。」沒料到卻一語成讖。

凌晨時分，魏峥醫師親自打電話告訴姜運祐，他有了心臟移植的機會，但是他必須知道，捐贈者是一位體重很輕的年輕人，體重和他相去太遠，如果貿然接受會有一定的危險，希望他趕快考慮一下。

心臟移植中捐贈者和受贈者的體重比的關係，雖然沒有教科書白底黑字告訴醫師，多少百分比才算安全，以姜運祐的情形而言，當時捐贈者的體重不到他的百分之六十，兩人相差百分之四十以上，以臨床的建議不要超過百分之三十以上，否則有一定的風險。這和前面談到的「Marginal Donor」的狀況雷同，捐贈者的體重若遠高於受贈者，會讓這次的心臟移植陷入危境，舉個簡單的例子說，一台三千CC的轎車，若只裝上一千二百CC的引擎，可能會跑不動。

深思熟慮之後，姜運祐還是決定搏一搏，告訴醫療團隊願意接受這個捐贈者的心臟，不過聽到他是位年輕人，「重生」的喜悅馬上蒙上一層陰影，身為父親的他，自己也有年紀相仿的孩子，實在不忍心小小的生命為了他而必須奉獻出來。

正當有這種想法時，捐獻者的醫院傳來消息，說他的第二次「腦死判定」沒有過，得知消息的瞬間，姜運祛並沒有失望，反而還替他祈禱。

「我衷心盼望這年輕人還有救，因為腦死判定沒有過，可能代表他有復原的希望，即便它相當微小……」

姜運祛說，他和老婆都在替捐贈者祈禱，盼望他能夠醒來，有重生的機會，畢竟年紀還小，大好的青春還沒有去體驗，就這樣走了有些可惜。

但該來的總是要來，隔天那位捐贈者就通過了第二次「腦死判定」，姜運祛就這樣接受了心臟移植，而他的手術也是在艱苦中完成，符合了之前小車裝大車引擎的比喻，但還有另一個重點，因為他是第二次開胸手術，臟器和胸骨沾黏，就讓魏崢醫師費了九牛二虎之力，才能展開「心臟移植」。

術後捐贈者的小心臟剛開始確實無法負荷，除了姜運祛個人體重大於他一點六倍以上，心衰竭患者的肺部壓力通常較一般人高很多，所以即便是體重相符的捐贈者心臟，右心室也不見得能熬過這種試煉。因此在心臟移植完成後，姜運祛在手術室還待了一段不算短的時間，醫療團隊用盡各種方法，才讓他順利轉至加護病房，不過之後有令人吃驚的表現。

術後沒有多久，姜運祛即拔除呼吸管，隔天在床邊就能依著復健老師的指導，開始簡單的動作，和他之前等待心臟移植的痛苦，簡直有天壤之別。

雖然脫離水泥沼，困境得以穿越，姜運祛除了心存感激之外，其實都一直惋惜著那位年輕小生命的付出，因為他的早逝，才有自己現在重生的機會，所以他一直很珍惜，接下來才全力以赴，完成自己的理想，並且也竭盡所能幫助別人，提供自己專業的協助，連我的母親也是受惠的一員，容我之後再述。

詩哲泰戈爾說：

「死亡給生命之幣烙上面值；如此方才可能，用生命去購買真正的無價之寶。」

年輕早逝的生命，替這首詩作了最好的註解，也替自己創造了無價之寶。

09 法律學分課

二〇〇九年五月中旬之後，三個人之中，只剩下李金祥還在等待上天給的恩賜，但他沒有閒著，反而覺得人生每一分每一秒都十分寶貴，容不得浪費。

適時對老婆及家人表達愛意，珍惜相處的片刻之外，李金祥開始重拾之前的興趣，像是模型的組合，以及和同好去野外來場生存遊戲。

在閒暇時間，甚至在住院接受強心劑治療，李金祥都會找知名的戰車、飛機模型來做黏貼組合，你會驚訝發現，他對於世界的各種戰略攻擊的船、飛機、戰車等等，不管是復古的還是目前服役的，都能如數家珍告訴你，它們戰功彪炳之處，有那一個還在使用，又或曾經在那個戰役中大放異彩，彷彿他也置身其中，至今還可以在他的臉書看到，努力了好多天才完成的精美作品。

至於他另一個最愛的「生存遊戲」也是如此，在病況允許的時候，他都會邀好友一起到山林間享受征戰的樂趣，忘卻等待心臟移植的不痛快，忘情山水之間，做一些男子漢才會有的挑戰。

看到臉書上的活動，即便是今日也會替他捏冷汗，在沒有心臟移植之前是擔心他體力不濟，在偏遠的地方出事可能救援不易；現在心臟移植之後，又會擔心他因為服用免疫抑制劑，抵抗力較正常人差，可能在野外受傷因得到棘手的感染，不過目前為止他依舊安好，除了免疫抑制劑造成的肥胖，讓他身材愈來愈像「館長」外，沒有聽到什麼大礙。

如果你以為李金祥享受生命的步調就這些，那就大錯特錯，他在二〇〇九年之後，開始到某私立大學的法律系，上起學分課。

問他為什麼會想上法律學分課？李金祥說除了「活到老、學到老」之外，更重要的是，自己做生意不知道何時會有需要，如果自己能懂一些，才能保護自己。

結果他還沒有幫到自己，卻幫到了別人，有幾位朋友因為不懂法律常識，結果和他人發生財務上的糾紛，他替這些人慢慢取得優勢，避免在訴訟中落居下風。

這所私立大學的法律系是十分有名的，因此在每一階段的上課之中，除了紮實的經驗傳授外，還要在每一段學習之後，接受和一般法律系同學相當的測驗。

李金祥對每次上課都專心聽講，也不敢逃避之後的階段測驗，可算是「名符其實」的法律系學生，就連生病住院也不敢怠惰。

原來有一次因為病況不穩，緊急住進振興醫院接受強心劑支持，當時李金祥還想趕快在幾天後出院，可惜心臟不爭氣，只能留院繼續治療。

沒有幾天，校方提醒他要記得參加這階段課程結束後的段考，住院中的李金祥十分著急，雖然這些學分上完，不見得有法律系的文憑，但能通過每一次的考試，總能證明自己曾經努力過。

於是李金祥打電話給學校報告自己正在住院，破天荒的這法律系所，第一次將考卷傳真到系所之外，允許李金祥在病榻上做答，不需人監考。

考試當天，器官協調師李聖苓將傳真的考卷帶到病房，交由李金祥作答，結果知道內幕的人都想看這個「奇景」，連魏崢醫師查房，都免不了稱讚了幾句。

李金祥最後通過了考試，當然幾天後也脫離強心劑順利出院沒有殘念，創下該私立大學法律系的記錄，有人在病榻前完成段考，相信這是唯一的一次，應該「前無古人，後無來者」，以後大概沒有那麼特殊的學生會出現。

禪宗說「注重當下」，李金祥的例子是最好的說明。

10 七次郎

二〇一一年三月，李金祥情緒有些憂鬱，於是他想回到故鄉嘉義走走，順便去附近的廟宇上香。

他心情不舒坦的原因是和七次「心臟移植」的機會擦身而過，因為每次被通知之後，前面順位的患者就「攔住」寶貴的機會，讓他徒呼負負。

有段時間，他甚至半夜關掉手機，因為他不相信自己運氣那麼好，可以在半夜得到機會，不需要為這種近似不可能的機會，睡得那麼不安穩。

說也奇怪，這段時間就真的沒有再接到器官協調師的電話，他可能被「攔胡」而得不到心臟移植的機會就停留在七次，所以他叫自己是「七次郎」。

「強摘的瓜不甜！」這是李金祥聽到最具指標性的提醒，來自醫療團隊中某位成員的勉勵。

有朋友告訴李金祥，「心臟移植」這件事不能去求一般的神明，必須要有供奉「地藏王菩薩」的廟宇，所以在二〇一一年的三月，他回到老家，找了一間符合條件的寺廟去上香，然後想求一隻籤，看看是否在下一次被通知的時候，真的得到上天的恩賜。

當李金祥很虔誠在抽籤，還沒有得到「聖筊」的機會時，有位老婆婆利用他起身的空檔，竟然拉著他，希望李金祥替他解釋手中剛抽到的籤詩，因為她不識字。

李金祥不知道如何拒絕，只能硬著頭皮說：

「阿婆，請問你要問什麼事？」

「吔……就很歹勢，家裡兒子及媳婦，還有女兒都感情不好，亂糟糟……」

老婆婆有些難為情簡單敘述家中的狀況，原來是子女們為了家產問題，一直多所爭執，讓她這個母親不知如何是好，因為幫那一邊都不討好，可是他們吵得也太不像話，夾在中間真的是兩難。

稍微了解老婆婆家中的情況，李金祥這才將她手中的籤詩拿了起來，這回換成是李金祥不知如何是好，上面寫的內容他早已忘記，可是看籤詩的前面就已經知道，它是屬於下下籤，神明暗示老婆婆諸事不順，做什麼都不適宜，相當符合她現在的情況。

李金祥心情沉到谷底，他不想再刺激眼前這位苦惱的媽媽，可是也不好說謊，忽然他靈光一閃，換一個說法：

「阿婆，神明是按呢講，就是最歹的狀況就是現在，以後會愈來愈好……」

李金祥用「否極泰來」的想法解釋了這首籤詩，老婆婆聽了很高興，對著地藏王菩薩的神像拜了好多下，然後滿懷欣喜離開了。

在抽自己的籤詩前發生了這件事，讓李金祥覺得「毛毛的」，難免有不祥的預感，但接下來發生的事更詭譎，他竟然一次就抽到所謂的「籤王」。

在台灣的民俗中，大家的認定是抽中「籤王」不見得是最好的事，因為就怕「大好大壞」，上上籤反而比「籤王」好，所以李金祥非常忐忑不安，也只能將菩薩的指示銘記在心。

對我而言，這隻「籤王」是暗示了李金祥即將有心臟移植的機會，就是其中隱含的「大好」的部分，至於「大壞」呢？則是這次心臟移植是要有另一位患者的「腦死」才能促成，對捐贈者算是「大壞」。

果不其然，在兩個月後，李金祥的狀況忽然變差，然後就住院接受治療，在等待恢復穩定的過程中，他接獲第八次可能接受心臟移植的通知，而且前面順位的患者沒有同意，於是他變成第一順位，在和家人討論之後，決定接受了這顆捐贈的心臟。

捐贈者遠在南部某社區，是位年紀稍長的計程車司機，平時有高血壓的病史，以及抽菸的習慣，心臟超音波顯示心肌有肥厚的現象，雖然收縮的情況不差，但還是被前面順位的患者拒絕了，以至於李金祥才有這樣的機會。

醫療團隊接受了這個挑戰，為什麼我這麼說呢？首先是李金祥曾經接受開心手術，和姜運祜一樣有胸骨與內部臟器沾黏的問題，光是分好舊心臟來做心臟移植，就已經是困難重重；其次是捐贈者遠在高雄，心臟摘取後，會有一定的時間花在路途交通上，移植教科書上有說，捐贈者的心臟希望在「黃金時間六小時」內，在受贈者的身上復跳，否則容易造成術後恢復不易，及日後捐贈者的心臟在受贈者體內存活不夠久。

振興醫院醫療團隊順利克服前面兩個問題，不過第三個問題比較棘手，捐贈者的心肌比較肥厚，在心臟摘取之後，在返回的路程中耗去的時間，心臟的保護會比較不好，造成之後的復跳會出問題。

臨床實務上，捐贈者的心臟摘取下來之後，醫療團隊會替它灌注「心肌保護液」，希望在沒有跳動的情況下，仍有補充的養份，以及減低其代謝率，所以捐贈者的心肌若有肥厚的現象，保護液會因為肥厚造成的阻力升高，無法均勻分布在心肌細胞內，造成保護不足。

事實上，李金祥在接受心臟移植之後，捐贈者的心臟復跳情況確實不佳，在努力了一段時間，加強了所有藥物之後依然不是很樂觀，所以他是被裝上了「主動脈汽球幫浦」的體外維生器材後，才能出手術室到加護病房。

還好大家只是虛驚一場，隔日李金祥的心臟功能恢復，很快將呼吸管及「主動脈汽球幫浦」移除，和其他開心手術患者一樣，很快地就在病床旁邊接受復健老師的指導活動。

另一組數字密碼出現了，李金祥接受心臟移植的那一天，是我結婚第十七週年紀念日，冥冥中的那股力量，不知道要什麼心機，讓我也永生難忘。

更好玩的是，李金祥拔除呼吸管後的第一句話，竟然是告訴旁邊的護理師說：

「你們醫院在搞什麼？加護病房怎麼有人抽菸！」

原來他聞到很濃的菸味而生氣，但在場的人，連他家屬都覺得是李金祥嗅覺有問題，沒有人覺得有菸味！

可能有人腦筋動得快，是不是有李金祥看到什麼？答案是沒有，老司機沒有現身旁邊，但留下的菸味卻令李金祥之後想起來，第二次覺得「毛毛的」。

11 細胞記憶

李金祥在接受心臟移植後，聞到不可思議的菸味，其實這是醫學界一直討論到，但是沒有定論的「細胞記憶（Cell Memory）」現象，有人提出假說，接受器官移植的患者，身上會接受到捐贈者的部分記憶「殘片」，會有莫名的感應。

我也問過梁永斌及姜運祛，他們兩人幾乎沒有感應到什麼，梁永斌自覺脾氣變差，至於姜運祛覺得自己的口味變了，不再喜歡那種「濃、油、辣、嗆」的重口味食物，但他說不上來，這種改變是受到什麼影響，硬要說是年輕人的心臟帶給他的改變，好像也說得通。

在國外對於這種「細胞記憶」的探討，並沒在正統醫學期刊討論出現，但是有著作專門在講述這些奇奇怪怪的現象，例如有人從不吃麥當勞，但接受完器官移植後，看到M型標誌就不由自主進入點了漢堡及可樂；有人不愛運動，在接受器官移植後，竟四處邀人比賽誰跑得快、跑得久，心性上完全不一樣。

林林總總的奇聞軼事無法全盤說出，不過我覺得最有名的例子大概是在美國史丹福大學附設醫院，那位接受全世界第一例「心肺移植」的患者瑪麗．高爾克（Mary Gohlke）。她在手術之後接受復健的當下，醫院刻意安排電視臺訪問，當記者希望她說出目前最想做的一件事時，竟然脫口而出說道：

「我現在最想喝一口冰啤酒！」

高爾克也被這句「無心之言」嚇到，加上她不時在夢中看到一位年輕男孩的樣子，於是激發了她想找出是誰在腦死後捐贈了心肺給她。終於在鍥而不捨的努力下，她順利找到了那位捐贈者的墓地，並和他的家屬變成了朋友——這位讓高爾克獲得重生的捐贈者，是因為車禍腦死的高中生，這位大男孩生前就是喜歡喝冰啤酒。

所以有些醫師會認為接受器官損贈的病人，在手術後有關口味與心性的改變，是因為「細胞殘存記憶」的作用，讓原先器官擁有者的種種，透過此一方法而傳到另一個人身上；當然絕大多數的醫師包括我在內，並不相信有這種現象的產生，畢竟並非所有接受器官移植的患者都有上述的「身、心、靈」轉變，而那些有改變的人，更不見和原先的器官捐贈者相同。

只是高爾克並不認同大部分醫師的論點，她以克萊爾．西爾維亞（Claire Sylvia）為筆名，將自己的故事寫成小說「A Change of Heart」，而且收集了許多有關接受捐贈移植患者「細胞記憶」的親身故事，裡面我認為最有感覺的是下面這對美國夫妻的案例。

話說這對美國夫婦在大雨滂沱的高速公路趕路，不過兩人卻因為某些事情而造成彼此冷戰著，所以在車內只能聽見雨刷快速撥著落在車窗上雨水的聲音。

很不幸這對夫婦因為車禍被送進醫院。擔任駕駛的丈夫因為傷重造成腦死，而全身多處骨折的妻子雖然存活下來，卻在身體極度痛苦下做了一個更難過的決定——她將丈夫的心臟捐贈出去，以救活一位因為心臟衰竭而瀕死的病患。

半年之後妻子在醫療人員努力之下完全康復，可是她的心中卻一直有件放不下的事，她覺得自己沒有好好跟丈夫道別。於是她轉而求助當初向她勸募器官的社工人員，希望他能找到那位器官受贈者，她需要向他身上，曾經是自己丈夫的心臟說聲再見。

起初社工覺得相當為難，因為在全世界的醫療體系裡，器官捐贈者的家屬和器官受贈者是不可以直接面對面的，但是他拗不過那位妻子的請求，於是打破慣例和那位受贈者聯絡，不過也對她先言明，對方是可以拒絕的。

想不到那位器官受贈者竟毫不考慮答應了。

在約定見面的那天下午，受贈者不知什麼原因晚到了一段不算短的時間，不安的社工在漫長等待之下有些心虛，竟然提醒當事人受贈者是可以不用來的，而且還建議她是否要打退堂鼓。

「不用，我的丈夫快到了，我可以感覺得到！」

聽到這樣的回答，社工有些詫異，果真在幾分鐘後受贈者推門進來了，讓他著實嚇了一大跳。

受贈者是位高中生，雖然和那位妻子初次見面，但是卻有說不出的親切感，兩人很快就熱絡交談著，彷彿是家人一般，而她的願望終於可以達成，輕撫著受贈者的胸口和丈夫的心臟道別。

「寶貝，我對不起你，沒有親口和你說聲再見。」

這樣舉動讓受贈者感到十分舒暢，因為他接受完心臟移植這半年來，始終覺得心頭有如千斤重擔，即使所有檢查數據顯示心臟功能良好，但是他一直感到鬱悶難以抒發，不過卻在這樣的觸摸下完全恢復。

最後兩人終於依依不捨道別，臨行前那位高中生說出了接受心臟移植後的疑問：

「為什麼我這段時間，都一直聽到車子雨刷在擦窗戶的聲音！」

那位妻子聽到這樣的問題，眼淚不禁奪眶而出，把對丈夫的思念宣洩個夠。

前述的故事讀者們可能聽起來會覺得很毛骨悚然，認為它是長久以來科學界無法解釋的「靈魂出竅」，或者是「心電感應」的代表；當然，如同我前面所說的，支持細胞有原先主人殘留記憶的人，一定會認為就是最好的證據。

誠如孔老夫子的「不語怪力亂神」，我不是不相信這些令人無法解釋的事情，而是因為不知道它們存在的道理而不做無謂的附和。總之，不管是「細胞記憶」也好，或者是「怪力亂神」也罷，都只是說故事的材料，你相信也好，你不信更好，畢竟這些神祕而不可解的事早晚會水落石出，只是到時候我們大概都不在了。

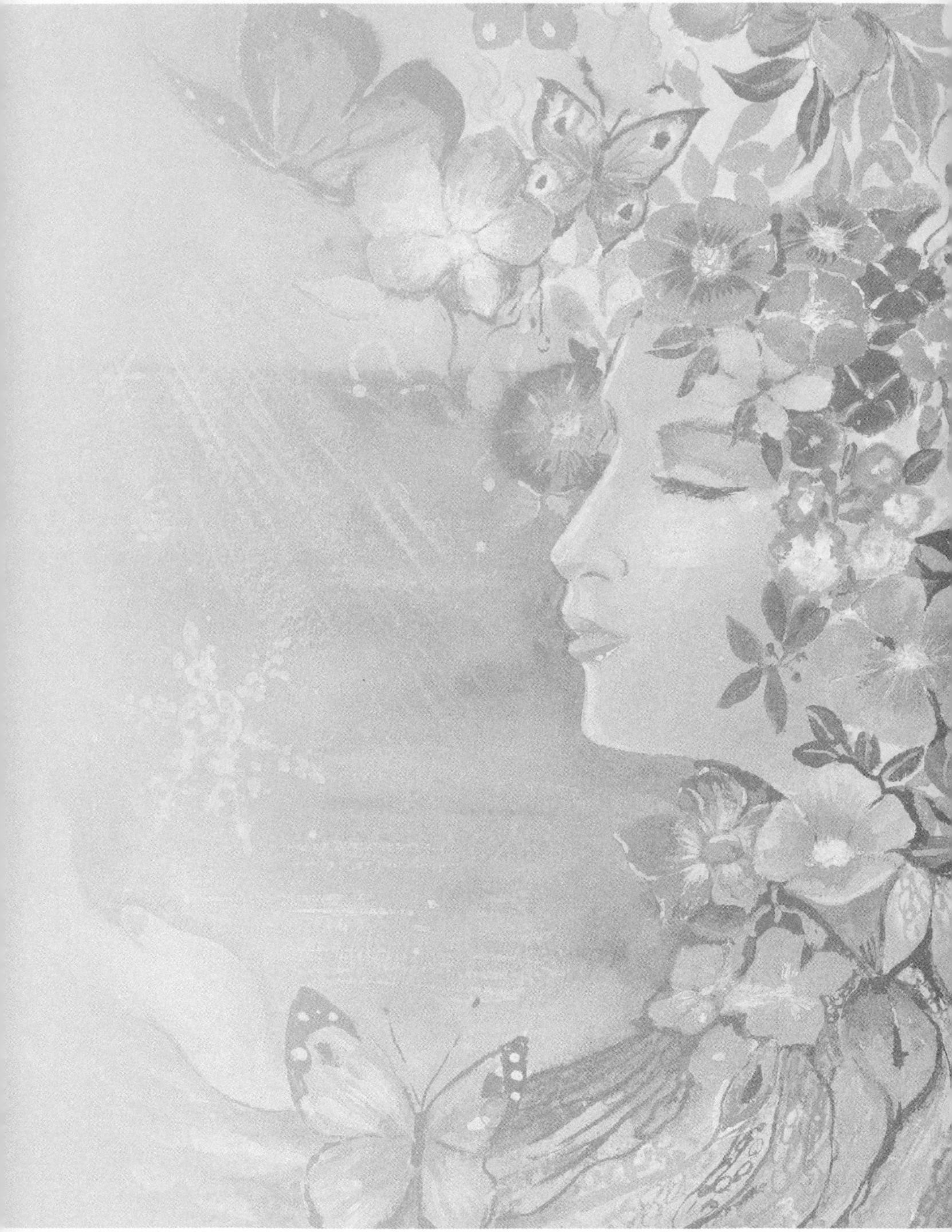

第三部

未完・待續

第一章

開另一扇窗

對於人生，你只有三種選擇：放棄、妥協、或是全力以赴。（In life, you only have three choices:give up, give in, or give everything you've got）

—— 穿著 Prada 的惡魔 （The Devil Wears Prada），2006

01 愛的逃亡

二〇一三年某一天，我忽然在臉書的Messenger接到梁永斌的訊息，他問了我一個問題：

「蘇醫師，我有在討論結婚的事情，所以想問的是，在過去的臨床資料或許您知道或曾經看過的資料裡，我吃的藥物裡面對『懷孕』這件事有妨礙嗎？又或者如果懷孕，會對胎兒有影響嗎？」

我當時有些被問倒了，只回了「應該不會」、「可以在下次領藥時找藥師問問」等語，但之後愈想愈覺得自己不負責任，所以趕快上網翻查文獻報告，發現沒有什麼大問題，趕忙回答道：

「剛才查看文獻，連媽咪是換心人都沒有關係，勇敢去愛！恭喜！」

我真的是衷心祝福梁永斌，畢竟以他的情況而言，真的有女生願意真心接受他，甚至替他懷小孩，這不是真愛，什麼是真愛？因為她必須承擔無法和梁永斌白頭偕老的可能，還要照顧一位在「感染」與「排斥」過著「恐怖平衡」的病人，情操是何等偉大。

果不其然，隔年就在臉書上看到他女兒誕生的訊息，和大家分享他為人父的喜悅，殊不知最近在訪談他之後，才知道他與另一半的故事充滿坎坷，事情的發展和偶像劇相比，真是有過之而不及。

原來當時梁永斌相戀多年的女友，意外地懷孕了，他不知如何是好，於是向我求助，他自己知道服用「免疫抑制劑」有很多無法避免的副作用，會不會因此造成胎兒的影響，梁永斌十分擔心，尤其在乎女友的身體。

另一方面，他更深刻地體會到，移植後的心臟有一定的壽命，自己能陪女友的時間還要靠上天的安排，如果她為自己生下了小孩，日後自己要是提早走，那小孩是否會變成女友的羈絆，無法再追尋可能降臨的幸福？

知道女友及胎兒不會受到影響，梁永斌和女友長談，討論到各種衍生的問題，最後她竟然同意要將小孩生下來，讓梁永斌十分感動，於是和她商量，應該都要回到娘家去報告這件事，不管是否得到他們的支持。

所以梁永斌的女友回到家裡，但是經過了兩天的時間，她竟然音訊全無，讓他十分擔心，一直想方設法想探聽相關的情況，結果是徒勞無功，因為女友家裡採取「堅壁清野」戰略，完全是沒有消息。

梁永斌當時並不知道，女友在家中遭受空前的壓力，父母親原本就不是很贊成他們在一起，如今知道女兒回家是報告自己懷了梁永斌的孩子，心情自然無法承受，於是發動親情攻勢，姊姊及弟弟加入勸說的行列，希望她離開梁永斌，而且考慮把胎兒拿掉，讓梁永斌和她不再有藕斷絲連的機會。

形同被軟禁在家中的女友，讓梁永斌十分擔心，結果最後她在自己的房間裡找一隻有門號的舊手機，歷經千辛萬苦讓它復話，然後和梁永斌取得聯絡，看看能否由家裡脫逃。

聽到這樣的情況，梁永斌於是展開一個「愛的脫逃」計劃，找了幾個拜把的兄弟，準備將她女友救出來，和偶像劇「私奔」的情節如出一轍。

話說當天是個陰雨連綿的晚上，梁永斌的計劃是這樣：由於女友家住北部某個入口有警衛守著的山莊，為避免她家人可能的阻撓，他安排了兩輛車，一輛在山莊外附近的超商前守著，自己則坐上另外一輛車，安靜熄火在山莊前等著，避免引起警衛注意。

等到預定的時間一到，住在二樓的女友很勇敢打開窗戶，踩在一樓雨棚上，然後小心翼翼順著欄杆到了一樓的地面，還好沒有受傷，更重要的是沒有驚動到一樓的家人。

脫離家人的掌握之後，梁永斌的女友若無其事走向社區警衛室，還好她的父母親沒有在這設下暗樁警示，否則她是否能逃脫成功，還真的是個未知數。

快步走出山莊的她，立刻認出梁永斌的車子，然後他們趕快離開，不浪費任何時間，所以梁永斌的備胎計劃也沒有用到，他就順利將女友在家人嚴密的監視下帶走，揚長而去，直到第二天早上才被發現。

梁永斌原先的備胎計劃是，如果女友的家人出來阻撓時，第一輛車的朋友可以出來擋住他們，爭取時間，讓他們能到第二輛車子，然後趕快離開；如果女友的家人駕車追趕，第二輛車可以成為被「犧牲」的棋子，必要時和他們擦撞製造事故，讓他可以和女友坐第一輛車迅速離開。

事情比想像中順利，讓女友可以回到梁永斌身旁，而且母子均安，算是個圓滿的計劃，可惜這才是夢魘的開始。

不堪女兒脫逃的父母，還有她的姊弟們之後展開凌厲的攻勢，當然打了電話痛罵梁永斌，甚至展開搜索，想找出他們的住處，準備來搶人，但心思細密的梁永斌早就預想這些狀況，所以女友的家人只能如熱鍋上的螞蟻，不知如何是好，他們也沒有將她報案成失蹤人口，以免女兒更反感而不想回家。

聽到這一段故事，我實在很佩服梁永斌及女友的信心及毅力，這種彷彿只有電影的情節竟在我的書中真實上演，除了祝福他們之外，也沒有什麼話好說。

看到這裡，你可能會覺得梁永斌女友的家人十分不明理，阻撓一對真心相愛的戀人在一起，心態是殘忍且盲目，但事實如此嗎？我常想，如果這是我女兒，搞不好我也可能做出一些令人無法想像的事，自己應該不可能那麼明理，「睜一隻眼，閉一隻眼」祝福他們吧！天曉得。

02 小天使

相信很多讀者一定替梁永斌的老婆擔心，因為偶像劇裡，忤逆父母而跟情郎私奔的女主角，通常下場都不是太好，而事實的真相是如此嗎？讓我套句電視中常用的台詞：「有那麼嚴重嗎？讓我們繼續看下去。」

二〇一四年，梁永斌和老婆愛的結晶終於順利來到人間，她的出世不僅是「上帝對人類沒有失望」的訊息，也在梁永斌老婆與她娘家之間引起了微妙的化學反應，由於她的降臨讓父親梁永斌「感念得之不易，也覺得人生奇妙」，故綽號被叫成「妙妙」。

妙妙生下後還沒有滿月，梁永斌老婆的父母親就希望女兒，將妙妙帶回家看，不過由於雙方似乎還有一些疙瘩，這次的會面當然沒有梁永斌做陪，而且是以聚餐的方式進行，梁永斌除了怕像之前老婆被家人軟禁的情形發生，也希望自己可以隨侍在側，有什麼問題能快速反應。

開車帶著老婆赴約，梁永斌的心情可說七上八下，尤其為了自己能夠立即掌握狀況，他在當天聚餐的地方，也有些特殊的安排。

他找了幾位朋友先佯裝顧客先進入餐廳，而且選了靠近「前門」與「後門」的位置，為的就是希望老婆娘家若強行帶走她們時，朋友可以立刻出手相救。

至於梁永斌本人呢？他則是如同等待獵物的老虎，就將車子停在餐廳對面，緊盯著餐廳內，還不斷要求朋友要隨時回報裡面的狀況，深怕錯過了任何訊息。

一開始受拜託的朋友還被梁永斌搞得緊張兮兮，如臨大敵般警戒著，但隨著她老婆和小孩坐定之後，他們卻如釋重負，根本不怕有什麼事情發生，而且為了整一下梁永斌，刻意拖延回報的時間，讓他心急如焚，不斷打著電話，卻發現朋友的電話都打不通，巴不得想衝進餐廳，看看裡面到底發生了什麼事？

相信不用我說讀者們也知道發生了什麼事，妙妙就像個「寶物」一樣，在梁永斌老婆家人間被「傳閱」，她的一顰一笑，都像是溫暖的春風，融化了之前覆蓋在他們心上的冰雪，一家人原先親近的感覺慢慢回來，沒有劍拔弩張的情勢，「妙妙」像小天使降臨人間，為家人帶來了歡騰的氣氛，讓死氣沉沉的親屬關係，注入了新的活水。

最後梁永斌的朋友才打開手機，回報他氣氛溫馨感人，沒有什麼危險的情況，讓焦慮的梁永斌放下心中的大石頭。

之後的情勢是可以預期的，從幾乎是每個月的聚餐，變成老婆可以帶妙妙回娘家，梁永斌的角色由「司機兼保鏢」，每次都得在餐廳外緊盯像個偵探監視罪犯，到最後單純到只是「司機」，到達目的地之後就放下她們母女處理自己事務，待老婆打電話招喚，他才開車將她們護送回家。

這段關係的演進我沒有探究下去，並不是怕揭人隱私而得到不可告人，抑或是令人傷感的情況，我是因為梁永斌由老婆轉述父母親的感想而停止，因為她的雙親談到對梁永斌的事情時，感性的說道：

「我們有去問過，你和梁永斌前世的姻緣還未結束，所以這輩子還會繼續在一起……」

宗教抑或是算命師替梁永斌與老婆的關係下了註腳，所以釋放了他們心中的壓力，有沒有接受梁永斌？雖不說出口，一切盡在不言中。

在我看來，這就是「天下父母心」，沒有一位父母會狠心拋下自己的子女，甚至斷絕與他們的關係，所有不好的情緒都只是暫時的，因為壓力必須找到宣洩的出口，否則也不知如何是好，自然各種憤怒，甚至惡毒的言語都會冷不防冒出，等到事過境遷，高漲的心情冷卻下來之後，一切都會慢慢好轉，幾乎沒有例外。

電視演的或報章雜誌出現的，不是造假，不然就是特例，否則也不會拿出來秀給普羅大眾看，正常的事情吸引不了眼球，自然沒有人會演，沒有記者會報導。

梁永斌的身上也是起了相同的化學變化，如果你可以看到他的臉書，會發現身為人父的溫暖，妙妙的存在完全吸引了他，問什麼是最讓我感到最難忘的，大概就是二〇一五年七月二十九日，他抱著女兒對看時的留言：

「妳，可以馬上變成二十歲嗎？」

有臉友在下面留言：

「這張好有意境的照片，值得好好保存，父親慈愛的眼神，妙妙似乎從爸爸的太陽眼鏡中在看自己，也在探索些什麼。」

有人說女兒是自己「前世的情人」，這張照片指出梁永斌老婆的父母親去問的事情有些錯誤，如果妙妙是他前世的情人，那妙妙的媽媽在梁永斌的前世是什麼？這會讓人錯亂嗎？我認為不會，前世沒有確定是何時？不知從何考查？或許梁永斌可以再去催眠一次，看看是否可以釐清這個疑問。

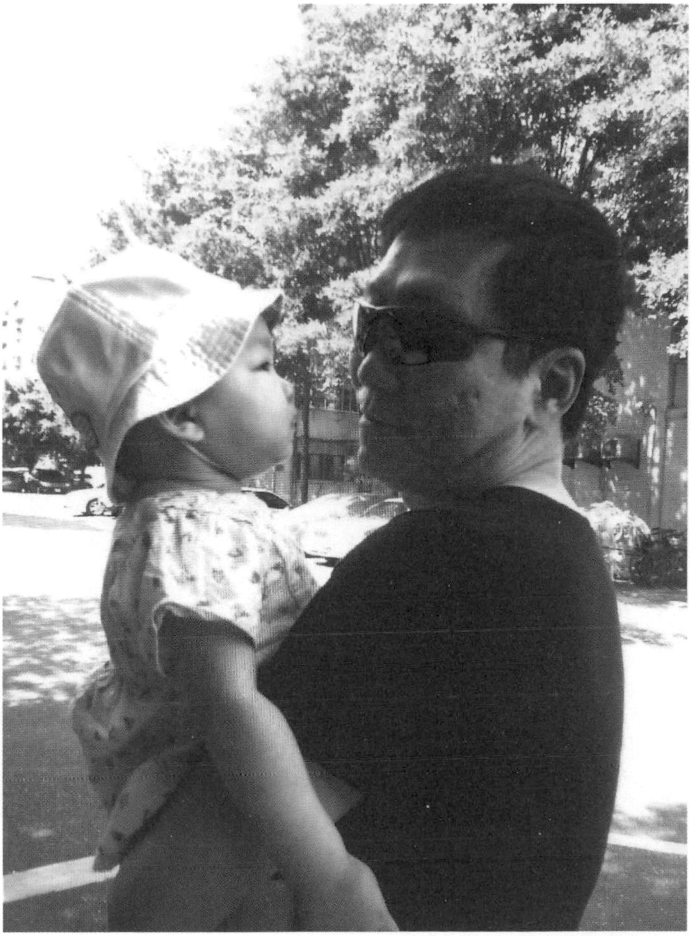

梁永斌和女兒

03 享受生命，把握當下

二〇一九年，不只對我，對台灣所有棒球迷，甚至是全台灣民眾來說，若用一個字來代表整個年度，台灣棒球的表現可以用「猛」來表示，而大家的心情，也能用「爽」這個來代表。

首先是七月份在台南舉行的U12世界盃棒球賽，由桃園縣中平國小棒球隊所率領的台灣明星隊，雖然在預賽被日本隊以七比四打敗，還被日本隊的強棒高橋昇聖打了兩支兩分全壘打，但仍韌性十足，力爭上游，最後在冠軍賽中甜蜜復仇，以四比〇將日本隊剃了光頭得到冠軍，尤其是勝利投手陳楷昇，還在六局上臨去秋波，給了預賽打敗台灣隊的日本投手林京乃佑一記陽春砲，在家鄉父老面前揚眉吐氣，以實力打敗日本，讓他們啞口無言。

至於在韓國舉行U18世界盃也幾乎是相同劇碼，只是這次的苦主換成是美國隊，這支由穀保家商為班底，由鬼才教練周宗志率領的台灣隊，同樣在預賽中以一比八輸給美國，一度讓大家以為這次的成績大概不會太好，但決賽可是跌破大家的眼鏡。

周宗志教練以台東體中的投手余謙當成「伏兵」，把美國剋的死死的，再加上王牌投手陳柏毓的後援，兩人聯手，還有隊友火力適時支援，以二比一打敗美國隊，中斷他們五連霸之夢，而且讓台灣睽違九年之後，再度抱回冠軍金盃，打響台灣NO.1的名號。

不過我覺得最令人驚奇的，是十月份在台灣舉辦的亞錦賽，台灣隊好像說好的一樣，必定要在預賽輸給亞軍一場（以〇比二負於日本），製造緊張的氣氛，然後在冠軍賽把氣勢搶回來。

老實說，這隻球隊和前面的U12及U18不同，並非是大家眼中真正的強隊，因班底都是甲組球員，少有職棒及旅外選手助拳，原本就不被看好，但是在冠軍賽中展現絕佳的自信，破除了「恐日」情結，尤其是在七局下，投手劉致榮雖然一開始被打了一支安打，但之後火球連發，最高時速被測到有一五八公里，硬是將日本選手一個個KO三振，以五比四收下勝利，而這次我們等的更久，前一個冠軍已是十八年前的往事。

相信若你不懂棒球，一樣可以感受到我心中的喜悅，那個代表「爽」的意義。

在亞錦賽奪冠之後，有一天我忽然接到了梁永斌的電話，他詢問我，是否能替某個選手安排肩膀的核磁共振檢查，他想替自己經紀的選手找醫院做評估。

梁永斌找我的原因，大概也是聽到我服務的醫院剛裝設好了全台灣最新的機種，不過我並非這方面的專家，所以不敢貿然答應他的請求，轉而詢問放射科主任是否願意承接這次檢查。

運氣不好的是放射科主任當天公出，所以連絡上花了一些時間，最後還是梁永斌先打來，告訴我因為時間緊迫，因此他已經將選手安排到林口某醫學中心受檢，特別對我說聲抱歉。

這件事我並不在意，但幾天後卻看到新聞報導，才知道他是亞錦賽火球男的經紀人，已經做好了劉致榮該有的檢查，讓他們和美國大聯盟紅襪隊簽約。

我從同學梁永漢那裡大概知道，他哥哥是廣告人，也是經紀人，似乎也有在搞運動，殊不知他也物色棒球選手，希望他們可以有好的歸宿。

於是藉著訪談他的機會，也問了梁永斌他到底在做什麼？尤其是在心臟移植之後？沒料到他寄給我一份很棒的自我介紹，而且是份PDF檔案，條列分明他所做過的事，與其說是履歷，不如說是精美的自傳（頁二一五），我們可以看到他在心臟移植前的種種，大概之前的故事都有提到，不過在心臟移植之後和它相比，顯然就遜色很多，從二〇一〇年開始，梁永斌好像無所不包，看的我有些眼花撩亂。

當然這本書不是他的自傳，於是我問了他覺得在心臟移植之後具代表性的事業，他是這樣敘述：

「二〇〇九年換心之後，經過了休養生息，立刻策劃了北京內頭溝的音樂節，它是一個國際音樂節，由我擔任執行長，帶了台灣十幾個樂團到那裡演出，包括董事長樂團、88BALAZ、神棍樂團等等。」

「聲勢很浩大哦！」我感到很驚奇。

「不過最近因為政治關係，這些樂團有一半以上都被對岸禁演了！」

「唉！」我只能跟著嘆氣。

另外他還提到舉辦了二〇一四到二〇一八的史嘟黨杯國際大專棒球挑戰賽，曾吸引了北京及日本東京大學聯隊參賽。

我還很訝異梁永斌也曾經是台北河岸音樂節暨大稻程情人日的活動總指揮，我沒有去參加，但也從電視報導知道它的威名，幾十萬人出來遊走，聲勢是十分龐大，顯現出的他的功力。

讀者有興趣話也可以看看梁永斌的自傳有什麼，相信會讓你有不一樣的感受，搞不好你也是他辦過活動的座上賓也說不定。

行筆至此，不得不對梁永斌的故事暫時停下來，相信不管對我或對他而言，這不是結果，而是開始，他在心臟移植後展現強大的企圖心，可以說把「享受生命，把握當下」這句話的真諦發揮得淋漓盡致。

從梁永斌所做的事來看，他不是自私地做享受，很多事情的本質都是「獨樂樂不如眾樂樂」的精髓，帶給別人的不管是好聽的音樂、快樂的運動、新人的培訓等等，是服務自己也服務別人的工作，本質上可以說和醫生一樣，我是用藥療癒他人，而梁永斌則是用音樂、用運動、用熱鬧的活動來抒解人們的壓力。

「加油吧！斌哥，祝你心想事成。」

我只能用這句話來祝福他，希望他如不滅的火種，繼續感染也傳承給週遭的人。

在此，梁永斌的故事已經告一段落，相信其中內容有不少會觸動你的心弦。人生際遇原本就是如萬花筒般各有千秋，希望大家讀完之後，會更加珍惜人生，珍惜身邊愛你和你愛的人，因為「及時、不吝惜付出」永遠都是鐵律。

上帝關上了梁永斌的門，又替他開了一扇窗。

梁永斌（Jordan Liang 1965.01）

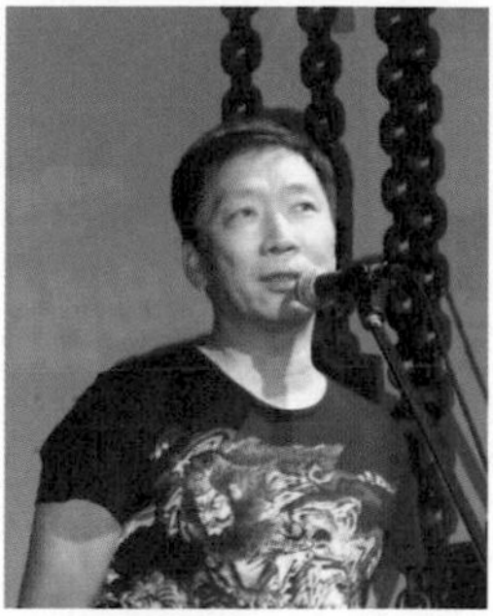

現任 亞凸席行銷 執行長暨台灣音樂文化國際交流協會祕書長

Current:AZZA integrated marketing Co.,ltd（C.E.O）

Taiwan Music Culture International Association（Secretary General）

◉工作資歷 Resume：

一九八九—一九九二 電通國華廣告 英泰廣告／FCB博士富康廣告

一九九二—一九九四 CPBL中華職棒公司活動企劃宣傳 商品開發

一九九五—一九九六 中華職籃賽事行銷 媒體公關 CBA雜誌發行 &Trading card 專欄作者

一九九六—二〇〇〇 國際品牌代理 Wilson,Kawasaki,MacGregor

二〇〇一—二〇〇七 賽車賽事推廣 賽車場開發 運動網站專欄撰寫
蕃薯藤運動網 高爾夫專欄主筆 廣告業務開發

二〇〇七—二〇〇九 三大騰飛 北京 運營長 COO
賽車比賽規劃執行 廣告招商 活動規劃

◉換心之後

二〇一〇
台灣音樂文化國際交流協會／祕書長
門頭溝京浪音樂節 執行長
金音獎頒獎典禮 活動企畫執行監督

二〇一一
台灣音樂文化國際交流協會祕書長
台灣音樂美加巡訪活動計畫主持人
第二屆金音創作獎活動企畫執行
POP MONTREAL 蒙特婁音樂節台灣團隨團
顧問及產業座談與談人之一

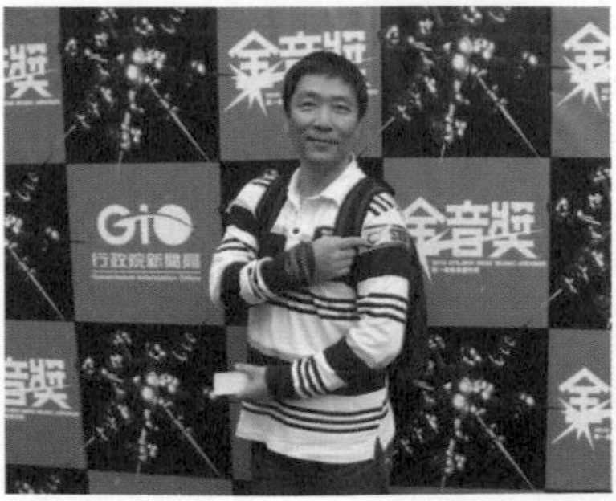

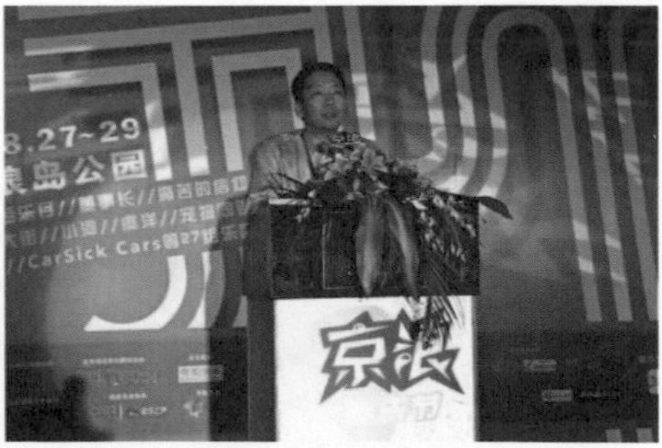

二〇一二

台灣音樂文化國際交流協會祕書長

OKINAWA MUSIX 沖繩音樂祭台灣樂團表演計畫

主持人及產業座談

站出來硬地音樂ＰＫ賽全國賽事活動企畫執行

二〇一三

台灣音樂文化國際交流協會祕書長

第兩屆站出來硬地音樂挑戰賽總企畫

THE MUSIC MATTER 新加坡音樂節台灣團顧問

全國地政盃歌唱大賽全國總決賽評審（苗栗）

ＨＯＴ高中職音樂大賽評審團召集人／賽事顧問

二〇一四

台灣音樂文化國際交流協會祕書長

第三屆站出來硬地音樂挑戰賽賽事企畫執行

ＨＯＴ校園原創音樂大賽賽事顧問

Student's Cup 史嘟黨杯大專棒球挑戰賽執行長

金門歡樂路跑總策畫

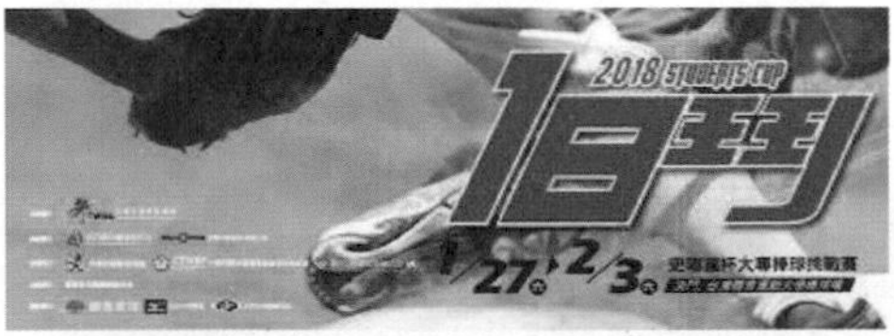

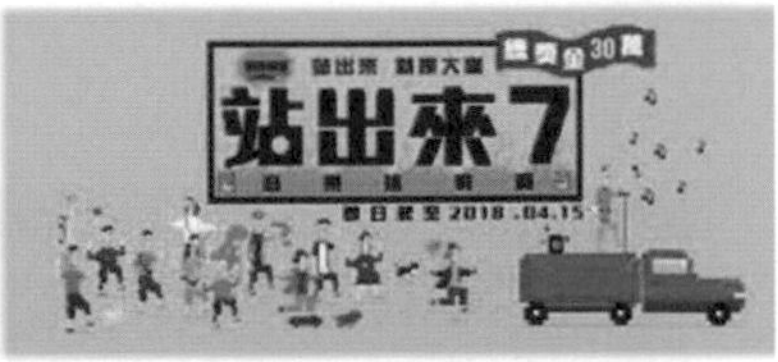

二〇一五

台灣音樂文化國際交流協會祕書長
第四屆站出來硬地音樂挑戰賽賽事總統籌
Students Cup 史嘟黨杯大專棒球挑戰賽執行長
「文化部天團接力」計畫總監督
源川國際（高端自行車代工）副總經理

二〇一六

第五屆站出來硬地音樂挑戰賽總統籌／培訓計畫主持人
Student's Cup 史嘟黨杯大專棒球挑戰賽執行長
台北河岸音樂祭暨大稻埕情人日專案統籌

二〇一七

第六屆站出來硬地音樂挑戰賽賽事總統籌
Student's Cup 史嘟黨杯大專棒球挑戰賽執行長
台北河岸音樂節暨大稻埕情人日活動總指揮
淡水漁人舞台原創音樂基地活動策畫執行

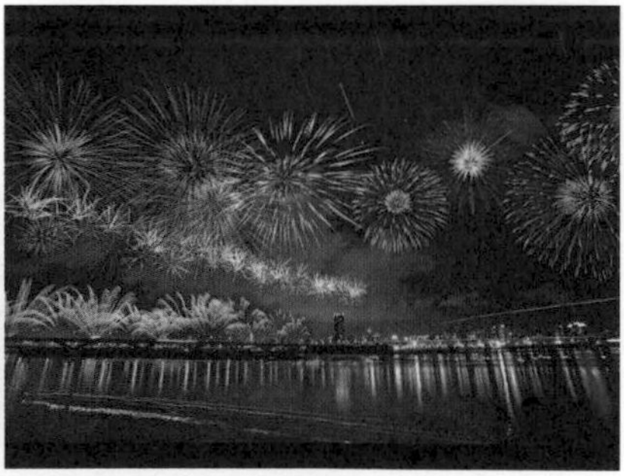

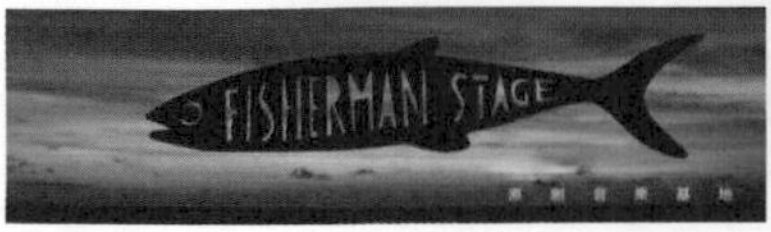

二〇一八

KKBOX未來風雲舞台培訓計畫主持人（KKBOX委辦）
第七屆站出來音樂挑戰賽總統籌
站出來夏日音樂祭計畫總統籌
台北周末音樂不斷電專案顧問（台北市專案）
台灣樂團編年史紀錄片專案總統籌（文化部專案）
淡水漁人舞台原創音樂基地活動策畫執行（新北市專案）

二〇一九

KKBOX未來風雲之星培訓計畫主持人（KKBOX委辦文化部補助）
第八屆站出來音樂挑戰賽總統籌
站出來夏日音樂祭（逢甲大學）計畫總導演
台灣樂團編年史紀錄片計畫主持人（文化部專案）
大稻埕情人節活動總指揮（台北市觀傳局標案）

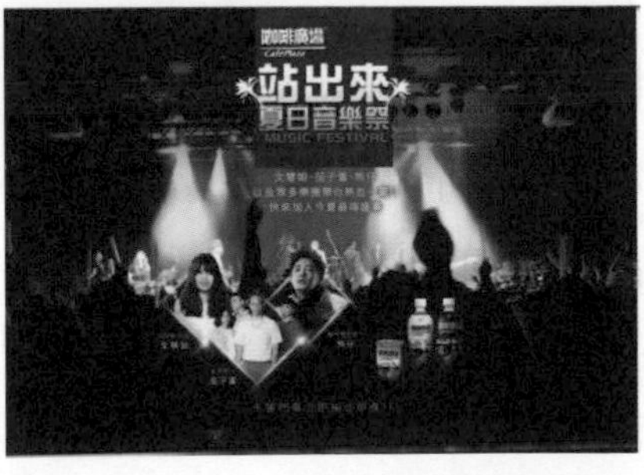

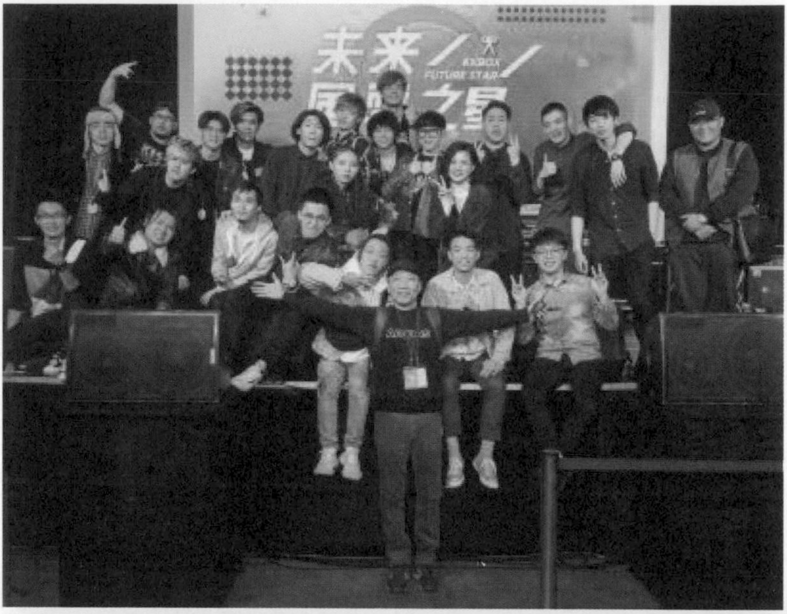
未来
KKBOX
FUTURE STAR

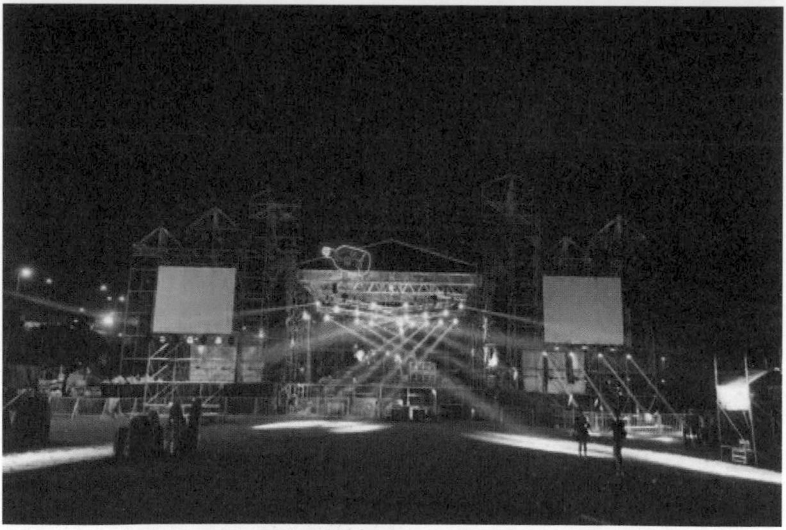

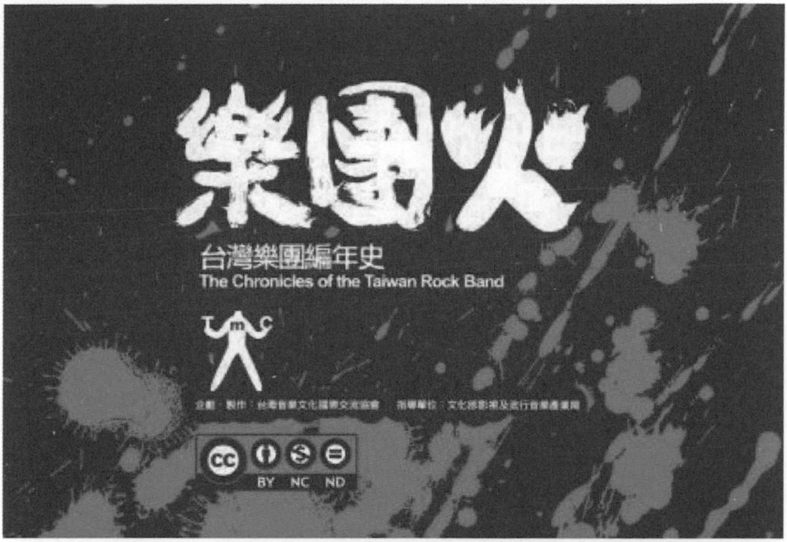
樂團火
台灣樂團編年史
The Chronicles of the Taiwan Rock Band
BY NC ND

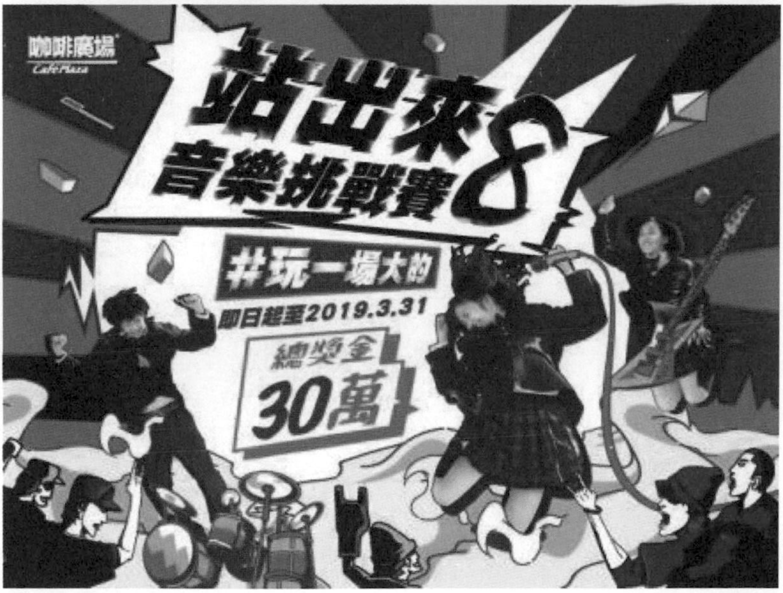
咖啡廣場
Café Plaza
站出來
音樂挑戰賽8
#玩一場大的
即日起至2019.3.31
總獎金
30萬

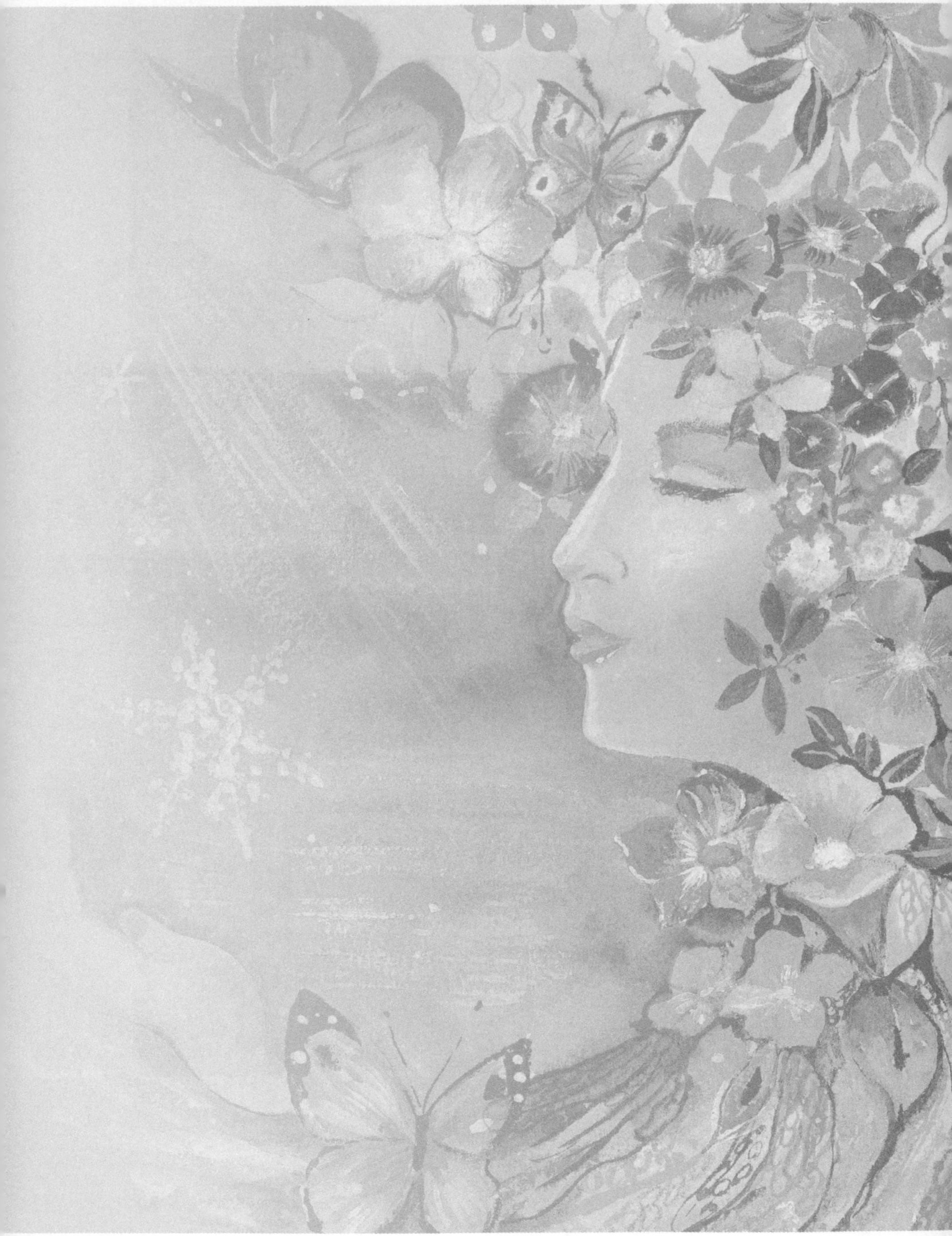

第三部

第二章

刺鳥

白髮應多長，蒼頭少有存，

但令身未死，隨力報乾坤。

—— 文天祥〈指南錄．即事〉

01 母親蒙難記

二〇〇九年，我的母親遭受了一件很慘的意外事件，搞得我是六神無主。

早上七點多，她騎摩托車去菜市場，當時因為適逢上班的車輛很多，道路十分擁擠，為了能夠早點到菜市場，她和一輛休旅車靠得很近，所以當休旅車變換車道時，可能為了求快而忽略了視覺死角，不慎和我母親擦撞。

大車撞小車的結果，當然是「肉包鐵」比較慘，我的母親重摔倒地不起，還好因為大家的車速都不快，所以她這次擦撞，後方的車陣沒有跟著輾了過來，否則後果就不堪設想，但是年紀大的她，這一摔也不得了。

等到警察通知我的時候，因為已經在手術檯上了，只好找了老婆去處理，母親也就近送到我服務的振興醫院，至少讓我安了心可以就近照顧。

急診室的X光片顯示，母親是骨盆腔骨頭有碎裂的現象，這裡的問題，無法藉由骨科手術處理，她只好住院接受保守治療，意即盡量臥床休息，疼痛時用止痛劑注射，並觀察是否有腹部臟器因為這次受傷而造成傷害。

母親是位個性堅強而且勤快的人，平日比較好動，受到這樣的傷害，對她來說簡直是煉獄，性子急的她，不希望拉屎拉尿要人服侍，無法接受只能在床上解決，所以難以忍受，尤其伴隨著骨盆腔的骨頭碎裂，那種椎心刺骨般的疼痛，讓她只能在床上躺著呻吟，進而哀號自己命苦，做兒子的我看了是感同身受，可惜無能為力。

最惱人的，還是母親有錯誤的觀念，認為打止痛劑不僅影響傷口癒合，又會傷肝傷腎，更有甚者，會造成病「成癮」的可能，所以痛到無法忍受時，都央求我想想其他的辦法，不要打針。

這種似是而非的觀念，如果是我自己的病人，早就被我義正辭嚴訓一頓，可惜面對的是我媽，也不知要怎麼安撫，尤其我又不擅此道，只能委用老婆擔任中間人，好說歹說勸她接受事實，而我只能旁乾著急，當個無助的家屬，靜待她情況好轉。

但是母親的磨難還不只這樁，住院不到三天，就抱怨胸口很緊，護理人員不敢怠慢，立刻幫她做了心電圖及心肌酵素酶（通常有兩種：Troponin－肌鈣蛋白，簡稱Tn，又分成TnI以及TnT兩個分型；Creatine Kinase－肌酸激酶，簡稱CK或CPK，有三種同功異構酵素，其中又以CKMB對心臟最具專一性）的抽血檢查，雖然有些懷疑，不過沒有確切的證據，於是被會診的心臟內科醫師安排了氯化鉈－二〇一（Tl-201）的核子醫學心肌權注檢查。

在這裡和讀者分享一個重要觀念，「急性心肌梗塞」的診斷要件有三：病患的症狀、心電圖及心肌酵素酶的抽血檢查，但仍有一定的陰性率——因為情況不嚴重時，大概只有患者的主訴才能做參考，後面者可能沒有結果。

遇到這樣的病況，有人會說，那就直接拉去做「心導管檢查」不就得了！但這是錯誤的觀念，就好比某市的副市長發給里長舌下含片一樣，以為胸悶時含一粒，立刻能解救性命，須知不管接受治療或檢查，都存在一定的風險和副作用，沒有確切的診斷依據，讓患者曝露在不必要的風險之中，不僅違反醫學常規及醫學倫理，說它是不道德的決定也不為過。至於疑似心血管阻塞，但沒有確切的證據時怎麼做？那就是替患者安排「非侵入性」的檢查，意思不是不會造成危險，而是不用直接將管子送到心臟內去替冠狀動脈攝影，風險比較小，而且具有參考的價值，臨床上可供醫師判斷，是否依此結果，讓患者之後冒風險較大的「心導管檢查」。

目前上述的「非侵入性檢查」以「運動心電圖」及「Tl-201」為主，前者患者貼上心電圖檢查粘片在跑步機上快走，利用運動量增加，看看是否會誘發心電圖的缺血性變化，証明患者有「心血管狹窄、甚至阻塞」的可能，臨床上和一般企業在做「壓力測試

（stress test）」的概念相仿，但它一樣有風險，有人在做上述檢查時，真的誘發「急性心肌梗塞」而命喪當下——不過大家不要怕，這只有少數的特例，和隨便抓人去做心導管檢查的危險相比，機會更小。

另外的核子醫學檢查，基本上是替患者血管注射含有輕微放射劑量的藥物氯化鉈－二〇一，利用分段時間的照相，找出心肌是否有藥物進入的「熱區」，以及沒有藥物被心肌吸收的「冷區」，利用「反之亦反是」的道理，判斷這些「冷區」是狹窄或阻塞的冠狀動脈血管，讓心臟內科的大夫依此替可能的患者，安排有風險的心導管檢查。

母親因為受傷不能跑，所以接受了Tl-201檢查，結果顯示右側心肌有「缺血」的現象，因為十分擔心她的安危，又怕結果出爐真的會變成我的病人，所以接受檢查當時，我心中糾結的情緒還真是筆墨無法形容。

還好母親的心導管檢查顯示，右側冠狀動脈的中段狹窄未到百分之五十，僅需藥物治療即可，算是不幸中之大幸，讓我鬆了一口大氣。但母親還有個難關要過，就是要和他擦撞的休旅車駕駛，要釐清彼此責任歸屬，然後再和他的保險公司討論理賠的狀況，這部分我沒有什麼概念，以為交通事故全權由警察處理即可，卻有同事提醒我，這件事有專家可以諮詢，就是姜運祛，當時和他不甚熟稔，又感覺他十分威嚴不易親近，心中半信半疑向他求助。

姜運祐用專業化解了我心中對他的疑慮，負責事故現場圖的員警，一聽到我有姜先生的關心，將他整理的來龍去脈特別調給我，還將影印本交給我，可以拿著和姜先生討論，我這才驚覺，幫我的人來頭可不小。經由姜運祐的解析及指引下，據理力爭和保險公司談理賠，最後對方也是欣然接受，沒有遇到太大阻力，讓這次事圓滿收場。

事後姜運祐送了我一本「交通事故處理」的教科書，老實說，我只翻了幾頁就停住了，除了自己工作繁忙，沒有時間外，書中所言和我的專業相去太遠，即便姜運祐解說如何簡單詳實，我真的提不起興趣。

我真的是十分感謝姜運祐的幫助，最近為了這本書訪談他，結果他竟說已經忘了一乾二淨，原本以為他是自謙之辭，但知道了他的故事之後，覺得應該是「幫人無數」之後的症狀——我的老師魏崢醫師也有相同的症狀，陪他查房總有不相干人向他微笑，抑或是熱情握手感謝他，我以為他知道這些人是誰，沒有想到他的回答竟是：

「不知道吔？你知道他是誰嗎？」

我當然不知道，只能搖搖頭，魏醫師也只是淡淡地說，「大概是以前的病人或家屬吧！」然後又繼續若無其事查房。

02 奉獻即是修行

如同之前所言，姜運祛幫我母親並不是特例，這只是他幫助別人的眾多事蹟之一，不過誠如他自己的敘述，很多事情都忘記了，於是我央求他，回去翻一下電腦內儲存的檔案，看看有沒有什麼特別例子，可以拿出來分享，順便告訴一般人對於交通事故處理應有的概念，於是在第二次訪談中，他說了幾個重要的案例，我摘錄其中兩個例子。

二〇〇九年十一月份，接受完心臟移植後，姜運祛又開始努力工作，除了到相關機關、學校上課之外，他也兼任監理所道安講習的講師工作，為那些違反交通規則的駕駛人講授交通事故預防與處理課程，可是有一天卻來了位不速之客，因為他並不是違規駕駛人，而是因女兒車禍問題，不請自來。

第一堂課下課休息時間，那位先生走到講台前，誠懇地向姜運祛求助，希望可以替他因車禍身亡的女兒討點公道。

他拿著交通事故鑑定意見書，其中還附了現場圖及現場錄影資料，原來是他的女兒在清晨上班時，騎摩托車在路口左轉時，未依規定二段式左轉，遭到後面的轎車側撞而身故。

鑑定意見書明載，他的女兒不僅無照駕駛，而且違規左轉是肇事原因，而轎車駕駛人是反應不及，故無肇事因素。

姜運祐從處理資料研判，事發當時車輛駕駛應該仍有足夠的反應時間，但未作適當反應也有肇事原因，於是答應協助他覆議，期能釐清事實真相。

最後覆議會採用了姜運祐的觀點，認為他的女兒雖無照駕駛，而且沒有注意後方直行來車即違規左轉，為「肇事主因」，但轎車駕駛行經管制號誌交岔路口未注意車前狀況，則為「肇事次因」。

父親對於覆議的結果願意接受，因為他始終認為，自己的女兒已死，雖然有錯，但不應承擔所有的肇事責任，雖然轎車的駕駛只是「肇事次因」，但結果也算是還給她一點公道。為了表達感謝，他準備了一包厚厚裝滿錢的紙袋，但遭到姜運祐的婉拒，因為對姜運祐而言只是舉手之勞，就能幫助一位傷心又盡責的父親。

姜運祐特別告訴我，上述案例中那位車禍死亡的女兒，其無照駕駛與事故發生並無相當因果關係，因有駕照的人在同樣情況下，也會發生碰撞，所以不是肇事因素，違規左轉違反「路權」規定，才是主要肇事原因；至於車輛駕駛人也應隨時注意車前狀況，對於他人明顯的違規，有足夠的反應時間，也要作出適當反應，否則未盡「注意義務」也要負部分肇事責任。

另一個案例曾經上了報紙重要的版面，就是在二〇一六年「國道追撞未放反光三角、下車忙理論遭後車追撞」一死一危的車禍。

事故發生在凌晨兩點高速公路上，有位李姓駕駛追撞了前面由廖姓駕駛的車輛，事故後兩人未放置三角警告標誌，就站在車旁的中間車道上理論，結果之後有位劉先生駕著租賃車因為向左閃避不及，碰撞中央分隔島而停在內側車道上。

由於當時路況昏暗，不久又有位蘇姓駕駛行駛中間車道，突然發現前方有停車，所以立即向外側車道閃避，以致於在站在車道上的李、廖兩人看到有車靠近時，下意識跑向路肩躲避，卻反而被蘇車撞上，造成廖姓駕駛死亡，李姓駕駛重傷的連續性事故。

蘇姓當事人也是透過友人向姜運祜求救，因為肇事原因經鑑定他「未注意車前狀況」為肇事主因，廖、蘇二人「未依規定設置警告標識」為肇事次因，雖然民事責任已經和死、傷者達成和解，但過失致死的刑事責任部分，因他是肇事主因，仍被檢察官依法提起公訴，案件已送到法院審理中。

姜運祜看了當時的行車紀錄器錄影資料及現場圖後，因為第三次的事故，李、廖兩人在車道上朝路肩奔跑躲避，被撞時的身分已經不是「車輛駕駛人」而是「行人」，肇事原因應是行人在高速公路車道上奔走，蘇姓駕駛並無肇事因素，因為任何駕駛人在相同的情況下，都無法避免碰撞發生。於是姜運祛提供了專業意見，最後法院採取了姜運祛的觀點，判決蘇姓駕駛無罪定讞。

當然還有很多的故事也十分精彩，但礙於篇幅，這裡無法一一詳述，我只能說，姜運祛對每一件請求幫助的案件，總是秉持著主持公義的精神，對有冤曲的案件盡力平反，不希望有人受到不公義的對待。

我也從側面了解，他所做的每件事，幾乎都是佛心來著，義務幫忙不說，而且幾乎來者不拒，雖然已經退休，但過的生活似乎不比之前輕鬆，就像他來我的辦公室接受訪談，大抵都是前面有授課之後的時段，妥善運用零碎的時間完成。

所以我會說，姜運祛已達到「奉獻即修行」的境界，人生中有太多人為了錢、權、情等三股勢力而無法自拔，能像他可以秉著「維護公平正義」，奉獻自己的專業，無差別地幫助需要的人而不求回報的少之又少。

上天給了姜運祛機會，而他也給了很多人機會。

到此，姜運祛的故事暫時告一段落，和所有受贈者的故事一樣，他所經歷的都是獨一無二的，如果你有什麼感悟，相信不見得和我一樣，但「珍惜生命、享受當下」，奉獻自己貢獻社會，大概是一致的。

所以，我會說姜運祛是一隻「刺鳥」，用生命唱出最美麗的歌聲，他的荊棘是「心臟衰竭」，沒有將他打倒，反而讓他唱出更美妙的叫聲，老天爺被他「奉獻即是修行」所感動，利用別人的生命，讓他的歌聲可以再持續一段時間，他的故事告訴我們，印證了詩哲泰戈爾在漂鳥集中寫下的：

「因耗盡而止，即是死亡。
That which ends in exhaustion is death,
完美的結束，便是永恆。
But the perfect ending is in the endless.」

那位年輕人的心臟，他的父母以及姜運祛一起做了最有力的詮釋，不需我再多言。

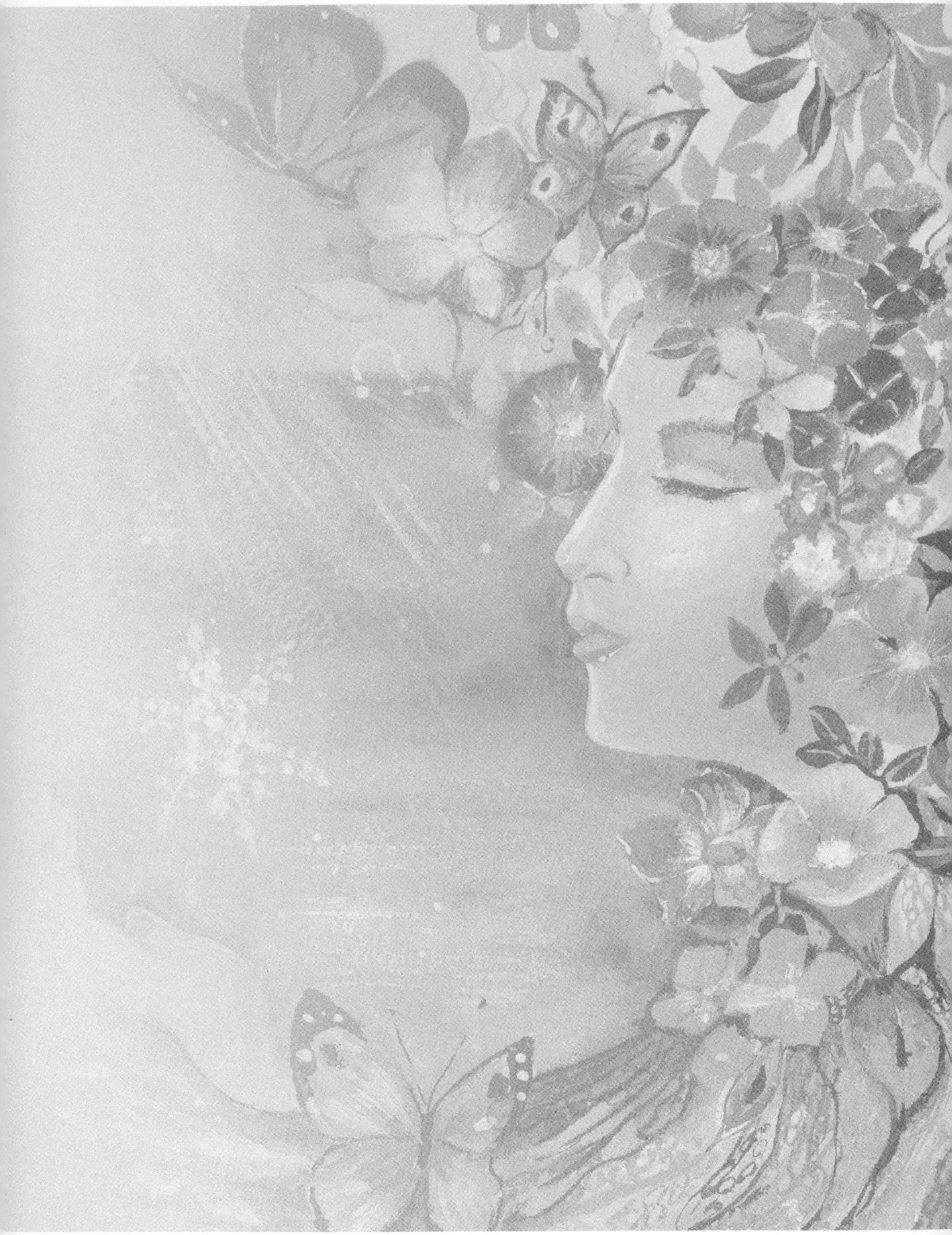

第三部

第三章

風繼續吹

讓風繼續吹　不忍遠離。

心裡極渴望　希望留下陪伴你。

——張國榮〈風繼續吹〉

01 脫離枷鎖

二〇一一年六月底，在心臟移植後恢復很不錯的李金祥，已滿心期待想出院，他在普通病房內悶得發慌，但仍脫離不了他視為「籠中鳥」的桎梏。

這是他不了解醫療的常規。對於剛接受完器官移植的患者，正所謂「如臨深淵、如履薄冰」，醫療團隊還是抱著戒慎恐懼的心情，得靠免疫抑製藥劑量的調整，加上「心肌切片」的病理判斷，讓他們可以在「排斥」與「感染」之間，取得一個「恐怖平衡」，真的是「增一分則太過，減一分則不足」，一刻也不得大意。

這段等待的時間，李金祥和姜運祐一樣在加護病房獲得特殊的待遇，品嚐了有生以來最美味的炸雞、薯條及可樂，說也奇怪，以前他對這些食物沒有特別的嗜好，但心臟移植後有說不出來的好感。

另外，一直想在復健計劃中「暴衝」的李金祥已如所願，不需要復健老師多做提點，他恢復的速度真的是用「驚人」來形容，體能已經和發病前相去不遠。

最後在七月初，李金祥就在醫師指示下出院，只是他沒有立刻奔回溫暖的家，而是早就和老婆計劃好要去溪頭民宿住幾天，這是他們被通知出院準備時，就已經訂好了。

於是李金祥的老婆慢慢開著車，在出院當天的下午，他們兩人已經入住了所訂的民宿。迫不及待進了房間，李金祥還未整理行頭就逕自坐在陽台的小沙發上，望著不遠處的山巒發呆，這樣的視野是事先經過確定，才讓李金祥訂下這間民宿。

坐在椅子上看著山巒的起伏，雲霧如同薄紗一般若隱若現，清風徐徐吹拂在李金祥的臉上，不知為何，淚不自覺慢慢滑落在臉上，不消一會兒功夫，他已是涕泗縱橫，心中激動不已。

不知道現在的情緒如何形容，李金祥說痛苦也不是，說快樂也不是，好像帶了那麼一點悲傷，又好像充滿了解脫的痛快。

老婆整理好行李，也走到了陽台，看到了李金祥淚流滿面，以為他又出了什麼事，只能摟著他，輕呼著「你怎麼了！」然後也跟著流淚。

忙著擦乾淚水，李金祥趕緊跟老婆說沒有事，他怕老婆擔心，又開始發生和北部醫學中心內一樣的事情，那他罪過也就大了。

原來當他瀕死於北部的醫院，之後被以葉克膜救治，再接受「緊急冠狀動脈繞道手術」後，他的老婆驚恐到六神無主，所以竟然在醫院內迷路，像無頭蒼蠅一樣到處亂晃，最後因為行止詭異，被一位醫師攔了下來，問她在找什麼？

她依稀記得，只告訴那位醫師李金祥的名字，還有加護病房兩條線索，他就熱心地打院內專線，找到了李金祥所在位置，帶著她到加護病門口。慌亂中的她，早已忘了向那醫師道謝，只能坐在加護病房門外，靜待會客時間到來。

聽到老婆陳述這段往事，李金祥心中充滿了不捨與感謝，所以當老婆摟著他時又想了起來，眼淚又像水龍頭開了起來，哇啦啦止不住流了下來。

但畢竟不想再讓老婆難過，不到一會兒功夫，他就止住眼淚，趕忙安慰她說，自己現在很好，只是喜極而泣，並不是悲從中來，最後老婆才破涕為笑。

她並不知道，在即將出院的前夕，多年前坐在戲院的第一排，搖頭晃腦跟著吳興國唱出「四郎探母那一段」，李金祥心中有種強烈的衝動，想趕快脫離病魔的掌握：

「我好比籠中鳥有翅難展，我好比虎離山受了孤單，我好比南來雁失群飛翔，我好比淺中龍困在沙灘。」

現在脫離心衰竭的控制，呼吸著溪頭清新自然的空氣，頓失痛苦的羈絆，淚才不自主，沒有預警的如同失控開了閘門的水流，自然地噴發出來。

此時李金祥心中是充滿感謝，他感謝振興醫院醫療團隊一直努力守護著他，也感謝南部來的那位捐贈者，給了他重生的希望，更感謝一直在身邊守候的老婆，沒有她的不離不棄，可能之前就會想盡方法，自家中的陽台跳下去，不負責任地解決身體的痛苦。

「但唯有一人，愛你靈魂的至誠，愛你漸衰的臉上愁苦的風霜。」

葉慈的詩迴盪在腦海，他這時有感而發，覺得自己應該把握機會適時表達心中的感謝。於是他請老婆暫時坐在他身邊的沙發，到了臥室內忙了一陣，泡了兩杯茶，放在陽台的小桌子上，接著開始和老婆聊天，就像當年在追她時的約會一般。

一開始李金祥就表達心中的感謝，謝謝她這幾年辛苦地陪伴，跟著他的病情難過受怕，同時不忘告訴她，自己會好好活著，而且還記起出事那天，對著老婆說的那句話：

「下輩子還要繼續當夫妻啦！」

那天的清風非常沁涼舒暢，李金祥早已忘了聊些什麼，只記得他們倆人聊到肚子咕咕叫，已看不清外面山巒的形狀才停止，一起出去吃晚餐，卻發現沒有什麼餐館，只剩小七的泡麵。

02 攝影師

接受心臟移植得到重生，李金祥為了表達心中的感謝，隔年就參加了器捐移植登錄中心所辦的感恩集會，和其他受贈者與捐贈家屬聚在一起，他還被安排上台致詞。

說實話，李金祥第一次參加這樣的集會心情沒有很好，倒不是辦得不好，而是氣氛非常凝重，有層厚厚的陰霾籠罩在捐贈家屬的頭上，李金祥可以強烈感受他們的哀傷氣氛如烏雲罩頂。

早已忘了上台致詞說了什麼，在那短短的幾分鐘時間裡，李金祥只記得說了很多的謝謝，但心中仍有一個很大的缺口，他希望能在有生之年，盡自己的努力，報答這些捐贈家屬，告訴他們自己一定會好好活著，而且還會獻身公益，沒有浪費生命。

由於李金祥口條還算不錯，器捐移植登錄中心開始試著交給他一些任務，到一些大型集會的場合，宣導器官捐贈的觀念，藉以提高器官捐贈的比率。

他第一次在大型集會的宣傳活動，便是在陽明山童軍活動中心舉辦的全國軍大露營，主辦單位接受委託，讓李金祥可以在會議中的特別時段，去做器官捐贈的勸募活動，鼓勵大家簽署器官卡。

不得不說李金祥真的「初生之犢不畏虎」，在萬頭鑽動的聚會中沒有怯場，而且在致詞中沒有吃螺絲，算是一次成功的宣導活動。

如果問李金祥參加了幾次宣導器官捐贈的活動？他已經多到記不清楚，如果你以「李金祥」及「器官捐贈」為關鍵字去搜尋，你會發現有上百則的結果，註記他之前所做的努力。

其中李金祥覺得最窩心的，就是在加入器捐移植登錄中心志工後，只要遇到捐贈者的家屬，他們第一句話都會問他是什麼時候接受器官捐贈？因為家屬見到他，都會覺得是親人的器官移植在他身上，接著就會激動擁抱。

在訪談中，李金祥談到一件事，不知道是否牽涉到「細胞記憶」，他並不敢講，但是因為這事，他目前志工的工作又多了一項，而且做得還不錯，也因此養成另一項嗜好，樂在其中又能助人。

原來在參加了多次公益聚會後，李金祥忽然有了一個想法，覺得應該有人將這些活動的影像留下來，不應讓它只是個報導，或單純的活動而已。

有了這個想法之後，有一天李金祥走過一家攝影器材店，忽然下意識走了進去，在老闆的介紹下把玩了幾個相機後，他竟然買下生平第一台相機。

李金祥不知為何對這些攝影器材有種親切感，他心中有個衝動，要當器捐移植登錄中心的攝影志工，要將所有活動都能記錄下來，讓它顯現與會人士的所有情緒，不再只有愁雲慘霧，應該是多重面相，還有各種情緒。

於是他開始成為一個攝影愛好者，在器捐中心的各項活動去捕捉每個與會者的表情，為了怕被拍的人感到不自在，他買了Canon相機的「小胖白（一種遠鏡頭）」，可以在比較遠的距離，拍下與會者沒有修飾情緒的表現。

不過他有時也會有按不下快門的時候，就是二〇一八年在中部關懷器捐家屬的活動中，由公視招待的「生死接線員」劇集的試映現場，當時他以受贈者的角色被諮詢，對演員揣摩的表現提出建議，也一起觀賞演出。忽然，有位器捐贈家屬的情緒在看到劇情後，開始觸動心中的那個埋藏已久的不捨與心情，在現場放聲大哭起來。

李金祥一開始認為機會難得，但是當他透過遠鏡頭看到那位器捐贈家屬淚流滿面的臉龐時，便放下了相機，因為他認為，這個畫面只屬那位家屬，不需要將它分享給不相干的人。

撇開前述令人傷感的情景，李金祥確實用了相機，記錄了器捐移植登錄中心每次活動的畫面，不管是感恩音樂會、路跑活動等，你都可以在器捐中心的臉書上，看到令人感到欣喜、感動的瞬間。

至於李金祥本人呢？你也可以發現在他臉書上，常常有自稱「中年大叔」遊山玩水的記錄，他利用相機記下了他自己和家人到處去玩的照片，包含美麗的風景、山川人物等等，各式各樣顯現其攝影技巧的作品。

談到自己喜歡上「攝影」這件事是十分驚奇的，所以李金祥是相信「細胞記憶」的存在，因為在他身上確實有不少無法解釋的現象，例如接受心臟移植後聞到濃重的菸味，還有喜歡開快車的經驗。

有一次在台北打電話給彰化生意上的朋友，講好中午會去找他們，當時是早上十一點左右，對方問李金祥是否要來吃中飯，他不暇細想說好，結果朋友說要替他叫碗麵就掛了電話。

李金祥到彰化時，發現那碗麵還有餘溫，看了看手錶，他只花了不到一個半小時，就從台北開車到達彰化，現在想起來，心裡還真的有些「毛毛的」。

或許是那位計程車司機殘存的細胞記憶作祟，李金祥不敢去想像，只想好好過日子，用餘生盡自己最大的力量去做利益他人的事。

03 讓愛新生

在還沒有說到李金祥最後一段的故事前，我想先談一下器官移植裡面，大家比較少注意的部分，就是捐贈者的器官被摘取後，送至受贈者身上的過程。

前面有談過，器官摘取後重新手術縫合至受贈者身上，有所謂「黃金六小時」，因為在這時間內完成的器官移植，其器官存活率比較好，因此我們看到幅員廣大的美國，其器官登錄中心的設置，就是以噴射機航程六小時內，可以來回的範圍做劃分，簡稱「OPO（Organ Procurememt Organization 之縮寫）」，台灣的劃分比較不同，因為六個小時的飛機來回航程都可以到達全島任何一個地方，所以 OPO 規劃不是以區域做劃分，而是以醫學中心做劃分，全台大概有十一個 OPO。

理論上，雖然六個小時內飛機都可以往返台灣任何一個特定地方，但實務上，捐贈者器官摘取後並不是都使用到飛機，為了在時效及方便上取得平衡，大抵還是以救護車於高速公路與其他道路系統做聯接，偶爾也用鐵路系統去輔助，因為飛機的運送並非可以如得來速一般，到了機場就可以上機，尤其通關時間也會耗去一定的時效，為了搶時間，飛機反而不見得是個好選擇。

除了上述運送器官的方式外，有時還得有變通，例如是警察空勤隊的直升機，為什麼會利用到它呢？要是捐贈者在腦死判定過程中，往往不會那麼順利，於是得在三更半夜完成器官移植的工作，因為捐贈者與受贈者的醫院分隔兩地，往往在夜黑風高的公路上會有一定的延誤，於是透過直升機輸送，避免時間的浪費。

筆者就曾經在十多年前搭過一次直升機運送器官，不過經驗並非特別好，不是因為「暈機」，而是它在雲層間飛行，很容易受到氣流影響，搖的程度不輸給地震，另外在夜間飛行，駕駛員還得一段時間後「上下飛行」，一開始還以為是氣流不穩，後來在詢問之下，才知道導航設備雖是很好的指引，但駕駛員偶爾也要下降至雲層之下，以高速公路上的路燈做為補助。

聽起來是不是有些可怕？其實以救護車輸送器官也不見得安全，因為這是搶時間的工作，所以駕駛必須鳴笛以高速行駛的方式，在車陣中來回穿梭，也有一定的風險，筆者的工作同仁曾經某次風雨夜裡在高速公路上，救護車不慎追撞了前面的車輛，差點造成憾事發生，還好那次沒有人員傷亡，否則受贈者的移植也會受到影響。

捐贈者器官的輸送確實存在一定的風險，美國曾經發生一次飛安意外，負責運送的整組醫療人員失事墜入湖中全部罹難，連帶影響器官的移植工作。

有幸台灣在高速鐵路完成後，又增加了一個安全、便捷的輸送器官的選擇，省下了不少時間，只是大家不知道，在它營運初期，作業上還不是很穩定的時候，也發生了一件糗事。

二〇〇九年三月六日下午六點二十七分，高鐵一輛南下的列車因為「轉轍器」故障，讓嘉義到台南近三十公里的路段暫停運行，使他班次大亂，總計四十二列次，三萬旅次受到延誤，當時總統馬英九的行程也受到影響。

上則新聞當時很受矚目，但大家不知道的是，振興醫院摘取捐贈者器官的團隊也受到影響而卡在中途動彈不得，差點延誤了器官移植的時效。

談到這些往事是為李金祥鋪陳，因為他在二〇一七年的時候，將生平第一次螢幕演出獻給器官勸募的宣導，就是由高鐵公司與高雄長庚醫院所拍攝的「讓愛新生」的影片，劇中他所飾演的角色然而不是受贈者，而是一位將自己小孩的器官捐贈出去的父親。

李金祥在影片中所搭乘的交通工具就是「高鐵」，它和二〇〇九年相比，不僅更快捷，班次也多，而且沒了一些莫名其妙的故障，所以可以很驕傲的說，已經替很多器官移植團隊，爭取了不少寶貴的時間，這對受贈者而言，是無形的保護傘，只是大家不知道而已，剛談到的飛機或直升機，已經慢慢退居協助者的角色。

這段影片目前仍放在Youtube上，大家可依我提供的網址去觀看，其中充滿了很多對捐贈家屬的感謝，如同片尾的謝詞一樣，「雖然我不認識你，但是我們謝謝你」，企業以回饋的心，推出這樣的影片，實屬難能可貴。

至於李金祥的出發點也是一樣，他以這段影片中的演出，表達他對所有曾經幫助過他的人，致上最高的敬意，因為這些人太多了，諸如醫療團隊、捐贈者及家屬、運送器官的工作人員等，無法一一致上謝忱，謹以勸募器捐的義工自居，竭盡所能奉獻下去。

他會像風一樣繼續吹，盡己之力拂傷止痛，主動去愛身邊所有關心他的人，不會讓所有幫助過他的人失望，而且努力享受生命，做器官勸募的先鋒義工。

「讓愛新生」YouTube 的網址： https://www.youtube.com/watch?v=mAM-yJK8wGE

後記

這一趟路的感想

梁永斌

說是自己心路歷程的分享，卻也有許多的陌生與不捨，陌生的是十年後回過頭看那一段「待命」的過程，深深體會到自己並不那麼地勇敢，更多的只是幸運而已；至於不捨，是對故事中所及人物的尊重及保護，而讓驚心動魄的些許八點檔情節必須被捨棄與平凡化，是我對蘇醫師及兩位認捐生命故事好友的小小歉意。

最近，不管是現實中自己身邊的親友，或是知名演藝人員的真實發生，又或是電影台裡連續劇的上演，關於器官移植的真面目，總是讓社會中大部分沒有經歷過的人們猶如霧裡看花，只能憑藉非常非常有限的媒體新聞文字裡尋得隻字片語，揣摩那僅能想像卻又不可多得的歷程，所以聽聽看專業的醫師說法顯得無比重要。而這一次，透過蘇醫師的專業（醫學、著作）與對我們三人的熟悉，完成一本對心臟移植與器官捐贈觀念推廣的書籍，我個人感到無比榮幸。

不少人問我那個當下（指的是決定接受換心手術的時候）是什麼樣一個心情？換了之後有什麼不一樣？

換了之後，長達半年時間，我的日子過得非常澄明，清楚地知道我唯一的階段性目標就是復健、復健、復健，其餘的事都不關心，就算做了半年光怪陸離的夢（科學解釋是既視感），以及越發喜愛喝思樂冰，我知道我睡不著時聽相聲的習慣還是沒有被拋離！換之前，我清楚地記得，在我接受新聞雜誌在加護病房專訪的幾天後，被告知「機會來了，要做決定囉！」我向醫護人員請求要打電話家人，一位是隨時為我往前衝的老弟，一位是無時無刻替我牽腸掛肚的媽媽，說明白點是要尋求家人的支持而已！沒錯，也就是害怕上了手術台之後一覺不醒地走了！有了這一個清楚的自我體悟後，才驚覺我的人生還有好多事情還沒做、有好多人情還沒還、有好多心情還沒體會過、有好多疑問還沒解開……還有想跟老弟打一場高爾夫球的願望（這竟然是我認為有機會能出院的話，最想做的一件事）。於是，我醒來之後的這十一年來，我改變了許多也如願了不少，尤其有這樣一本書願意將怕死的我的親身經歷從正向分享給所有有緣的讀者，是一種幸福！然而，跟老弟的球敘卻遲遲沒有下文，甚至隨著自己漸漸失去練習場的熱情，球具規格的不適當造成板機指日發嚴重，關鍵是多了女兒（Yuly）來陪我，也就逐漸不在生命的優先順序裡了。

人，很健忘的！也大多只看到好的歡樂一面，而選擇忘了不願記得的蛛絲角落，此乃人之常情！一如我在漫長換心路上的報喜不報憂，甚至鐵齒而不認生命脆弱的觀念，也都是健忘的。在出院後這幾年裡，我一直想把自己在台灣心肌梗塞二次、在中國心臟衰竭一次，及心衰出院後不久病情急轉直下，輾轉被北京及高雄醫生推回台北振興醫院的過程，包括在不同的加護病房待援的所見所聞，以沒有褒貶地用詼諧的角度，整理成一本極短篇或散文來自己印刷分享大家，一來怕忘了，二來期望能募得些許收入捐作慈善公益，但總是被雜務延宕了！直到老弟跟蘇醫師在高山上的秉燭夜話後，共同創作加上版費收入捐作器捐推廣的想法出現，我想「獨推推不如眾推推」，三個人的故事總比一個人精彩，加上拜讀過蘇醫師在小說創作方面的獨到呈現方式，想都沒想就答應了。

開卷有益，希望這本書能帶給大家更開闊的人生，更深層的器官移植專業認知與認同。

我，努力繼續往前走。

後記

享受新生

李金祥

四十歲的那年，事業有成、家庭和樂的我，於二〇〇七年三月十四日在路跑時發生主動脈出血性心肌梗塞，被判定需進行心臟移植才有存活的機會，在等待四年半後，奇蹟似的配對到大愛者的心臟，在二〇一一年的五月二十九日接受心臟移植手術重獲新生，也讓我從此踏上公益之路，獲邀在器官捐贈移植登錄中心擔任攝影志工，透過鏡頭為器捐家屬們記錄下堅毅和充滿大愛的身影。

年輕時就熱愛戶外運動，喜歡登山、路跑，不料四十歲那年，某天路跑時突然感到胸悶、背痛，坐在人行道旁花台休息仍不見好轉，起身時眼前一黑趴臥倒地，幸經路人報警並通知救護車到場，緊急送往台大醫院搶救，到院前已陷入重度昏迷，一度停止心跳！幸經台大醫院急診室醫護人員不斷搶救，始恢復心跳，立即進行心導管手術及心臟繞道手術搶救。在加護病房中仍不斷發生危急狀況，幸經醫護人員多次與死神拔河，終於成功的從鬼門關前把我救回，逐漸脫離病危狀況。因為心血管嚴重堵塞，以致大部分的心肌細胞已壞死，心臟功能也只剩下十五％。由台大醫院返家後，身體復原的狀況並未好轉，除了不斷水腫及胸悶外，心理所受到的創傷使得我對未來毫無希望！好強的我也曾有過輕生的念頭，就在我身陷惡夢連連永無甦醒之際，太太總會苦口婆心地安慰我，並鼓勵我重新站起來與病魔對抗。

四個月後，我接受了家庭醫師的建議來到振興醫院，求診心臟醫學權威魏崢院長尋求一線生機。經過多項評估及檢查後，確認了我需進行心臟移植。在等待心臟移植的那一千六百多個日子裡，我平均二個月就需住院一次打強心針，一年有一半時間是在醫院度過，打針打到找不到血管是常有的事，更經歷了許多意想不到的病況，所幸有「大師兄」蘇上豪醫師與其他醫護人員的協助，才能一一脫離險境。雖然進出醫院成了一種常態，但那時的我對於生死卻看得很開，由於抱持著「活在當下」的信念，雖然心臟功能只有二十三％，但只要體力可以負荷，我都會想多完成一些事，例如堅持在病房完成法律系的期末考試、在出院空檔去考大型重機駕照……工作空檔之餘也會帶著家人一同到各地旅遊度假。印象很深的是住院期間雖然架著點滴架，太太知道我不喜歡被困住的感覺，總會推著輪椅陪著我走走看看。記得有一回振興醫院舉辦的園遊會，從病房看下去非常熱鬧，向護理站報備後，太太就推著輪椅陪我看熱鬧去。我記得那天我們買很多食物，其實那時食慾並不好，根本吃不下，只是想要享受痛快採買的感覺。最後我們的戰利品幾乎都分送給護理站的護理師們，至今許多醫師，護理師小姐們仍像家人一般，關心我的健康，與我悲喜同在。

因為活在當下，所以對於死亡無所畏懼，或許也因為這樣，二〇一一年一名遠在高雄車禍意外的捐贈者捐出心臟和我配對成功，因為他的大愛，讓我有機會接受心臟移植手術而重獲新生。猶記得剛完成心臟移植手術後沒幾天，在病房的走廊進行快走，當時巧遇院外醫療團隊到振興醫院參訪，他們看到我生龍活虎的樣子，直呼「沒看過換心的人還這麼有力氣」，其實，當這顆大愛心臟移植到我身上時一度是不跳動的，但是醫療團隊還是盡力搶救，才讓這顆心臟安穩地移植在我身上。

心臟移植五個月後，我就開始規律的運動及跑步，隔年還參加了幾場一般路跑及由器官捐贈移植登錄中心所主辦的公益路跑活動。但身體有時也有突發的狀況，這些年來我經歷嚴重的器官排斥（會送命的）、莫名的心率不整（就是心臟亂跳啦）、連續三年同段時間斷續四十度高燒（很難受的）、心臟血管的左前降支阻塞八十五%（會再一次心肌梗塞）再次進行心導管手術置放支架、小感冒最少二週後才能痊癒（會很沮喪的），反正林林總總一堆大小毛病，就按醫囑乖乖配合囉！對於捐贈者和家屬我充滿無盡感謝，完成移植後我多次參加器官捐贈移植登錄中心的家屬關懷活動，也利用攝影所長加入志工的行列，為大愛器捐家屬記錄下美好的影像。

每當家屬關懷活動結束返家整理照片時，使我回想起照片中的每一位器捐家屬，都有一個不平凡的事蹟，還有令人心碎的故事。曾有一位器捐家屬拉著我的手邊走邊聊說：「看著我們活的精彩、活的健康，親人遺愛人間是值得的，而這個決定更是正確的……」回想起十二年前，那時在台大加護病房的一個午後，睽違已久的陽光，閃耀著金黃的斜射光透過窗簾，灑落在我的病床前，很美、很溫暖。透過與護理師的筆談，寫下了：「可以幫我把窗簾拉開嗎？」護理師微笑著的說：「當然沒問題。」

很喜歡泰格爾的一首小詩，是這麼寫的：「黃昏的天空，對我像一扇窗，一盞點亮的燈，跟那燈後的等待。」我願意相信，夕陽會是美麗的。然而，行走人間，更珍貴的是多少善意、關懷和鼓勵，點點滴滴都是溫馨。在我，它們果真像窗，像燈，也像是一個個溫柔等待的眼神。最後，謹向所有的大愛器捐家屬、器官捐贈移植登錄中心、勞苦功高的醫護人員、器捐協調師、社工、志工，致上最深摯的敬意！

VIEW 系列 084

謝謝你在我們心裡

作　者—蘇上豪
主　編—林菁菁
企劃主任—葉蘭芳
封面設計—楊珮琪、林采薇
內頁設計—李宜芝

董事長—趙政岷
出版者—時報文化出版企業股份有限公司
108019 台北市和平西路三段 240 號 4 樓
發行專線—(02)2306-6842
讀者服務專線—0800-231-705・(02)2304-7103
讀者服務傳真—(02)2304-6858
郵撥—19344724 時報文化出版公司
信箱—10899 臺北華江橋郵局第 99 信箱
時報悅讀網—http://www.readingtimes.com.tw
法律顧問—理律法律事務所 陳長文律師、李念祖律師
印　刷—勁達印刷有限公司
初版一刷—二〇二〇年九月十一日
初版三刷—二〇二〇年十月二十八日
定　價—新臺幣三五〇元
（缺頁或破損的書，請寄回更換）

時報文化出版公司成立於一九七五年，
並於一九九九年股票上櫃公開發行，於二〇〇八年脫離中時集團非屬旺中，
以「尊重智慧與創意的文化事業」爲信念。

謝謝你在我們心裡 / 蘇上豪著 . -- 初版 . -- 臺北市 : 時報文化 , 2020.09
面；　公分

ISBN 978-957-13-8317-0(平裝)

1. 器官移植 2. 通俗作品

416.17　　109011140

ISBN 978-957-13-8317-0
Printed in Taiwan

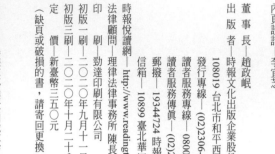